SWITCH

Der Weg zu deinem dauerhaften Wunsch-ICH

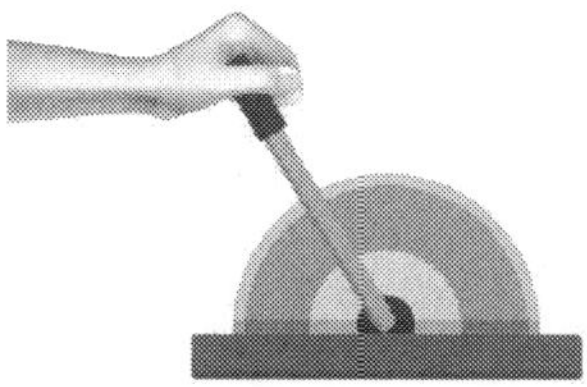

Michael Walz

Inhaltsverzeichnis

Appetitanreger

Das erwartet dich hier

An erster Stelle möchte ich mich bei dir recht herzlich bedanken und dir gleichzeitig gratulieren. Herzlichen Glückwunsch, du hast den schwierigsten und wichtigsten aller Schritte hinter dich gebracht, und zwar den ersten. Du hältst nun dieses Buch in deinen Händen. Es wird dir stets ein wohlgesonnener Begleiter auf deiner Reise zu der besten Version deiner selbst sein. Ab jetzt gibt es keine Ausreden mehr. Schluss mit lästigem Kalorienzählen und Diäten, die nicht halten, was sie versprechen. Ab heute nimmst du deine Gesundheit und deine Attraktivität selbst in die Hand = 100 % Eigenverantwortung.

Dich erwartet hier eine neue Lebensweise, die „Switch-Philosophie“. Schlank werden und es auch bleiben ohne Diät, ohne Ernährungsplan, ohne Kalorienzählen, ohne Verzicht – das hört sich zu schön an, um wahr zu sein? Funktioniert aber, garantiert. Dieses Buch wird das letzte sein, das du zum Thema „Abnehmen“ lesen wirst. Es steckt voller wertvoller Tipps, welche du zudem auf viele andere Lebensbereiche übertragen kannst. Der erste Tipp: Streich den vorherigen Satz gleich wieder aus deinem Gedächtnis, denn unser Gehirn kann mit Verneinungen nichts anfangen. Das bedeutet, wenn du liest „ohne Diät, kein Ernährungsplan, Nein zu Kalorienzählen und auf nichts verzichten“, merkt sich dein Kopf nur die Wörter „Diät“, „Ernährungsplan“, „Kalorienzählen“ und „verzichten“. Eine echte Katastrophe. Aus diesem Grund sind wir in diesem Buch überwiegend positiv unterwegs.

Dieses Werk hat das großartige Ziel, dir zu ermöglichen, deinen Hebel umzulegen. Oder anders gesagt, dich auf deinem „Switch“ zu begleiten und deine Lebensqualität langfristig umzustellen, von deinem früheren Ich – übergewichtig, unattraktiv, unzufrieden, leistungsarm, schwach, energielos, von Schmerzen und Zweifeln geplagt – zu deinem neuen Ich: deinem Wunschgewicht entsprechend, mit deiner Wohlfühlfigur und einem hohen Maß an Selbstvertrauen, schmerzfrei, voller positiver Energie, leistungsstark, mental und körperlich fit, selbstbewusst, attraktiv, erfolgreich, ausgeglichen, erfüllt und glücklich.

Was du dafür tun musst? Nicht viel, nur nach und nach an einigen Stellschrauben drehen. Welche das sind? Das wird dir dieses Buch aufzeigen. Keine Sorge jedoch, du musst auf nichts verzichten, im Gegenteil. Das ist einer der magischen Schlüssel zum Erfolg. Nur, wenn du wirklich mit Freude bei der Sache bist, wirst du es schaffen, deine Ziele zu erreichen und sie nachhaltig zu sichern. Was du dazu mitbringen solltest? Hunger! „Hunger?“, wirst du dich jetzt wahrscheinlich fragen. Ja, ganz genau, du solltest stets hungrig bleiben, hungrig auf deinen Erfolg, hungrig auf mehr Wissen, hungrig auf das Entwickeln neuer Fähigkeiten und hungrig auf das Erreichen neuer Meilensteine. Auch in diesem Zusammenhang sei gesagt, dass du alles Notwendige dazu in diesem Buch finden wirst: einfache und unkomplizierte Tipps und Tricks, wie du alte negative

Gewohnheiten auf neue positive switchst. Eine der effektivsten Methoden, um deine Ziele zu erreichen, ist das Prinzip der kleinen Schritte, welches ich dir in einem späteren Kapitel vorstellen werde. Mit dieser Technik und einigen weiteren cleveren Hacks wirst du nicht nur deine Figur verbessern, sondern auch deine mentale Stärke auf ein höheres Level bringen. Manche Werkzeuge sind dir vielleicht bereits bekannt, umso besser. Betrachte das alles als eine Art Buffet: Nimm dir gerne mit, was du möchtest, sei stets offen zu switchen und traue dich, neue Wege zu gehen. Was du in diesem Ratgeber findest, basiert zum Teil auf wissenschaftlichen Erkenntnissen, viel mehr jedoch auf meinen eigenen Erfahrungen, welche ich selbst machen durfte, sowie auf jenen, die ich in vielen meiner spannenden Coachings der letzten Jahre gesammelt habe.

Meine Vorgeschichte

An dieser Stelle möchte ich kurz den Möglichmacher, der den Stein meiner neuen Leidenschaft und meines Wegs zum Coach und Buchautor erst ins Rollen brachte, erwähnen: Ein Riesendank und ein lieber Gruß gehen an meinen großartigen Mentor und Ausbilder zum zertifizierten Ernährungscoach und Ernährungstherapeuten, der seinen gigantischen Wissens- und Erfahrungsschatz mit mir teilte, René Götze, und an „Masterfitness Germany – die Akademie für Fitness und Gesundheit".

Im Alter von 14 Jahren brachte ich bereits stolze 100 Kilogramm auf die Waage und wurde in der Schule aufgrund meines voluminösen Daseins immer wieder gemobbt. Ich spielte viele Jahre lang die Hauptrolle in obszönen Witzen und wurde meiner Opferrolle stets gerecht. Am härtesten traf mich allerdings, dass mich beim Sport niemand in seiner Mannschaft haben wollte und ich immer als Letzter gewählt wurde. Das tat wirklich weh. Eines Tages, als der Schmerz groß genug war, wollte ich nur noch weg, raus aus meiner damaligen beschämenden

Version. Mir blieb gar nichts anderes übrig, als endlich den Schalter umzulegen, meine Lebensweise zu verändern, meine Situation zu verbessern und die Weichen für mein Wunschgewicht zu stellen.

Rückblickend war es ein sehr harter und langwieriger Weg, den ich bedauerlicherweise allein bestreiten musste. Ich erfuhr keinerlei Unterstützung aus meinem Umfeld. Gefühlt habe ich damals so ziemlich jede Diät ausprobiert, die es gab – natürlich ohne nachhaltigen Erfolg. Der Jo-Jo-Effekt ließ grüßen. Aus dieser von Höhen, aber vor allem von Tiefen durchzogenen Zeit kommt meine Motivation, mein innerer Antrieb, mein Herzenswunsch, so vielen Menschen wie möglich mein Erfolgsrezept in die Hände zu geben – die oben bereits erwähnte Switch-Philosophie.

Heute habe ich meine Wunschfigur, wiege 70 Kilogramm und befinde mich beruflich wie privat auf dem absoluten Höhenflug. Ein fantastisches Gefühl, welches ich gerne mit dir teilen möchte. Ich brauche mir keinerlei Gedanken mehr über mein Gewicht zu machen oder darüber, was ich essen darf oder lieber sein lassen sollte. Ich esse und trinke, was ich möchte, nehme nicht mehr zu, weil die Basis stimmt, weil ich meinen Hebel umgelegt habe, weil ich meinen Lebensstil erfolgreich geswitcht habe. Und nun die gute Nachricht: Das schaffst du auch! Schalte um, JETZT!

Der Weg zu deinem Happyend

Die meisten Diäten und Ernährungsumstellungen sind im wahrsten Sinne des Wortes geschmacklos. Mit der Switch-Philosophie hingegen bestimmst du, was auf den Teller kommt. Zugegeben, das klingt anfangs etwas merkwürdig, aber genau das ist es, nämlich „merk“ und „würdig“: Es ist leicht zu merken und würdig umzusetzen. Die Switch-Tabellen werden dir hierzu eine übersichtliche Hilfestellung geben, welchen Lebensmittelkonsum und welche Gewohnheiten du reduzieren solltest und welche du erweitern oder sogar neu entdecken und manifestieren darfst. Im Laufe der Zeit entwickelst du die Switch-Tabelle im hinteren Teil des Buches stetig weiter und formst mit ihrer Hilfe deine eigene, individuelle und dauerhafte Lebensweise.

Abnehmen ist mehr Praxis als Theorie, deshalb ist es so essenziell, auf echte Erfahrungswerte zu bauen und sich weniger mit irgendwelchen Studien, längst überholten Lehrbüchern oder Halbwissen aus dem Internet zu beschäftigen. Mit diesem Lebenswerk gebe ich meinen gesamten Erfahrungsschatz gerne an dich weiter. Du wirst überrascht sein, wie einfach es ist. Apropos einfach, der leichtere Teil ist das Abnehmen, der schwierigere Part ist jedoch, dein Gewicht dauerhaft zu halten. Ganz nach dem Motto „hinterher ist man immer schlauer" möchte ich dir den langen und qualvollen Weg ersparen und dir hiermit die Abkürzung zeigen sowie dir alle möglichen Werkzeuge an die Hand geben, um in die Umsetzung zu kommen, deine Ziele zu erreichen und deinen Erfolg langfristig zu sichern.

Es gibt kein Richtig oder Falsch, nicht nur Schwarz und Weiß. Am Ende des Tages kommt es darauf an, wenig dienliche Gewohnheiten loszulassen und stattdessen dienliche Routinen in deinen Alltag zu integrieren. Das ist der Switch deines Lebens. So unterschiedlich, wie wir Menschen sind, so verschieden sind auch unsere Hebel. Im Laufe der Zeit wirst du deine bedeutsamsten finden und meine

Liste aus diesem Buch zu deiner eigenen machen. Diese eigens erstellte Übersicht wird dein neuer „Reisebegleiter“ werden. Schau ihn dir regelmäßig an, beispielsweise einmal pro Woche an einem bestimmten Tag, verbinde das gerne mit dem Genuss einer Tasse Tee oder eines bestimmten Songs oder einer Playlist. So wird das Ganze zu einer Routine, welche sich dauerhaft einbrennt. Deine Switch-Übersicht sollte mit der Zeit wachsen und dich stets in allen Lebensbereichen weiterbringen. Also fülle sie nicht nur mit Lebensmitteln oder Essgewohnheiten, sondern auch mit weiteren, für dich wichtigen Dingen und hilfreichen Aspekten. Halte sie stets aktuell und sprich gerne mit deinen Liebsten darüber, hol dir Hilfe, wo es nötig ist, und gib bitte deine Erfahrungen und Eindrücke an jene weiter, die Unterstützung brauchen, sie werden es dir von Herzen danken.

In diesem Ratgeber sind alle Ernährungsformen herzlich willkommen, deshalb möchte ich dir an dieser Stelle noch etwas mitgeben, das mir am Herzen liegt: Wenn du bestimmte Lebensmittel, aus welchen Gründen auch immer, nicht konsumierst, wie beispielsweise Fleisch oder tierische Produkte im Allgemeinen, dann lies dir bitte die jeweiligen Kapitel dennoch durch. Warum? Weil du ein maßgeblicher Multiplikator für andere, vor allem für deine Liebsten zu Hause oder im Freundeskreis, bist und mit deinem neuerworbenen Wissen viel Gutes für sie und für die Gesellschaft beitragen kannst. Alles andere wäre egoistisch von dir. Klingt erstmal hart, ist aber so.

Übrigens, ich freue mich riesig über jede Frage, Anregung und Kritik, ganz egal, ob positiv oder negativ. Dafür stehen am Ende des Werkes meine Kontaktdaten. Dort findest du außerdem als besonderes Goodie noch den Link zu den 44 nach der Switch-Philosophie erstellten Rezepten als Gratis-Download. Lies dir „Switch“ gerne öfter durch, denn wir lernen am besten durch Wiederholen. Wodurch lernen wir am besten? – Richtig. – Wodurch? Du verstehst mich… Um dir einen Teil deiner wertvollen Lebenszeit zu sparen, darfst du auch gerne die Abkürzung nehmen. Ich habe dir aus jedem Kapitel eine genussvolle Essenz zubereitet und diese in einer Tabelle angerichtet sowie am Ende des Buches eine entsprechende Zusammenfassung verfasst, auf die du jederzeit gerne zurückgreifen darfst – bis du eines Tages die Switch-Philosophie so sehr verinnerlicht hast, dass du nie wieder darüber nachdenken musst, was du essen und trinken darfst und was nicht, und somit einen freien Kopf für die wesentlichen Dinge des Lebens hast. Dann war dieses Buch, wie versprochen, das letzte, welches du zum Thema „Abnehmen“ gelesen hast. Sei stets stolz auf deine neu gewonnenen Erkenntnisse und Fähigkeiten und gib sie gerne begeistert weiter.

Hinweis: Aus Gründen der besseren Lesbarkeit werden in diesem Ratgeber größtenteils männliche Formen verwendet, die jedoch für alle Geschlechter gelten sollen.

Teil 1: Der Switch des Lebens(mittels)

Los geht's! Auf den folgenden Seiten betrachten wir erst einmal unbehandelte sowie verarbeitete Lebensmittel. Letztere sind als Nahrungsmittel bekannt, bei denen du unbedingt beachten darfst: „Je weniger verarbeitet ein Nahrungsmittel ist, umso besser für deine Gesundheit und dein Wunschgewicht!" Einige von ihnen darfst du gerne reduzieren, andere vermehrt aufnehmen oder aber austauschen. Das Wichtigste für die erfolgreiche Umsetzung der Switch-Philosophie ist, dass es dir schmeckt. Klingt einfach? Ist es auch. Des Weiteren empfehle ich dir, stets offen für Neues zu sein und alte, gewohnte Sachen und Angewohnheiten zu hinterfragen, zu überdenken und gerne neu zu interpretieren. Bleib stets flexibel, spontan und experimentierfreudig. So, nun aber genug gelabert, jetzt geht´s ans Eingemachte…

Weißbrot und Weißmehlprodukte

Die meisten Produkte, welche dir beim Bäcker und in den mittlerweile weitverbreiteten SB-Bäckereien sowie abgepackt in den Supermarktregalen begegnen, bestehen zum Großteil aus Weißmehl, allen voran Weizenmehl. Das heißt, für dieses Mehl wurde lediglich der Mehlkörper verwendet. Dieser Teil des Korns enthält nur Stärke, also reine Energie, keinerlei wertvolle Nährstoffe wie Vitamine und Mineralstoffe oder hochwertiges Eiweiß, essenzielles Fett und Ballaststoffe.

Ein weiteres Problem hierbei ist, dass diese Backwaren deinen Blutzuckerspiegel schnell ansteigen lassen, wodurch dein Körper dazu gezwungen wird, über die Bauchspeicheldrüse Insulin auszuschütten, um den Zucker aus dem Blutkreislauf zu bekommen, und die überschüssige

Energie als Fettpolster einlagert. Zu häufiger und zu hoher Konsum dieser Produkte kann mittelfristig zu einer Insulinresistenz und langfristig zu Diabetes führen und raubt dir damit ein großes Stück deiner Lebensqualität.

Daher bevorzuge bitte Backwaren mit einem hohem Vollkornanteil. Du wirst den Unterschied schmecken, spüren und lieben lernen. Ein weiterer, immenser Vorteil ist, dass Vollkorn dich viel länger satt hält. Das liegt daran, dass hier das ganze Korn gemahlen wurde und du dadurch eine ordentliche Portion an Eiweiß und Fett bekommst, die Sattmacher Nummer eins. Zudem sorgen die Ballaststoffe dafür, dass deine Verdauung angeregt wird und die Backwaren wesentlich bekömmlicher sind. Backst du gerne selbst? Großartig, dann habe ich einen weiteren Trick für dich. Switche beziehungsweise tausche dein herkömmliches Weizenmehl Type 405 gegen Dinkelmehl Type 630 und mische es zur Hälfte mit Dinkelvollkornmehl Type 1700 oder 1800. In der Praxis sieht das folgendermaßen aus: Für einen herkömmlichen Hefeteig, wie du ihn für Kuchen oder Pizza benötigst, verwendest du statt 500g Weizenmehl nun 250g Dinkelmehl und 250g

Dinkelvollkornmehl. Übrigens findest du viele clevere und leicht umsetzbare Inspirationen in meiner Switch-Rezeptsammlung, welche für dich gratis zum Herunterladen bereitsteht. Mehr dazu verrate ich dir später. Falls du (noch) nicht gerne selbst backst oder es noch nie versucht hast, darfst du dies einmal ausprobieren. Trau dich, du wirst positiv überrascht sein, wie einfach und unkompliziert das funktioniert und du voller Stolz deine eigenen Kreationen genießen wirst. Ansonsten achtest du am besten bereits beim Einkauf darauf, was in deinem Korb oder Einkaufswagen landet. Ist es erstmal zu Hause, wird es auch den Weg in deinen Mund und damit in deinen Körper finden. Mittlerweile steht dir in den Supermärkten eine Vielzahl wertvoller Alternativen zur Verfügung. Lass dir anstelle der herkömmlichen Nudeln aus Hartweizengrieß doch mal Nudeln aus Hülsenfrüchten wie beispielsweise Kichererbsen oder Linsen schmecken. Auch im Regal der Getreideprodukte und Mehle hat sich in der letzten Zeit viel getan. Hier sind ernährungsphysiologisch hochwertige und leckere Artikel wie Hafermehl, Leinmehl, Mandelmehl, Kokosmehl, Sojamehl, Kastanienmehl und viele weitere eingezogen.

nicht dienlich	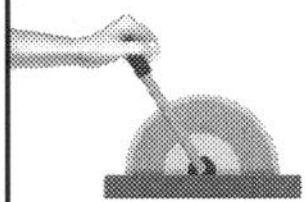	**dienlich**
Weißbrot und Weißmehlprodukte	SWITCH →	Vollkornbrot und Vollkornmehlprodukte
helles Brot, helle Brötchen, heller Toast	SWITCH →	selbstgemachtes Brot aus der Pfanne oder aus dem Ofen
Weizenmehl	SWITCH →	Dinkelvollkornmehl, Kichererbsenmehl, Hafermehl, Kokosmehl, Mandelmehl, Leinmehl, Sojamehl, Kastanienmehl etc.
Nudeln aus Hartweizengrieß, Mais oder Reis	SWITCH →	Dinkelvollkornnudeln und Nudeln aus Kichererbsen, Linsen oder Bohnen

Zucker, Zuckeraustauschstoffe und Süßstoffe

Achtung, Zuckerfalle! Zucker hat viele Namen. Was schätzt du, wie viele verschiedene Bezeichnungen die Industrie bewusst einsetzt, um uns Verbrauchern den hohen Zuckergehalt vieler Lebensmittel zu verschleiern? Mittlerweile kennen wir über hundert Begriffe für das „weiße Gift", viele von ihnen klingen harmlos und gesund, obwohl das krasse Gegenteil der Fall ist. Hier einige Beispiele: Apfelsüße, Traubenzucker, Molkepulver, Gerstenmalzextrakt etc. Eine Reihe von Studien belegt eindeutig, dass Zucker neben Übergewicht auch Karies und Diabetes sowie noch zahlreiche weitere Krankheiten begünstigen kann, beispielsweise Krebs, Parkinson, Alzheimer, Herz-Kreislauf-Erkrankungen, Gicht und Depressionen. Die Liste ist äußerst lang.

Das heißt für dich im Klartext: Meide zugesetzten Zucker, wo immer es geht. Mit „zugesetztem Zucker" ist raffinierter Zucker wie unser Haushaltszucker aus Zuckerrüben oder Zuckerrohr gemeint. Laut der WHO, also der *World Health Organization* (auf Deutsch: Weltgesundheitsorganisation), liegt die empfohlene Höchstmenge der täglichen Zuckerzufuhr bei gerade mal 25 Gramm. Das entspricht in etwa einer 0,2-Liter-Dose Cola oder einem Energydrink.

Zu alternativen Getränken kommen wir im nächsten Abschnitt. Jetzt möchte ich dir erst einmal Tipps an die Hand geben, wie du einen großen Bogen um den zugesetzten Zucker machen kannst.

1. **Koche immer öfter selbst,** dann bist du auf der sicheren Seite und kannst selbst bestimmen, was in deine Gerichte gelangt und was eben nicht. Das bedeutet keinesfalls, dass du ab jetzt nie wieder essen gehen darfst. Vielmehr meine ich hiermit, dass du weniger Fertigprodukte kaufen solltest und dich lieber selbst an den Herd stellst oder noch besser mit deinem Partner/deiner Partnerin oder Freunden, so verbringt ihr noch mehr Zeit zusammen. Gemeinsam kochen, essen und genießen.

2. **Achte beim Einkaufen sorgfältig auf die Zutatenliste.** Rund 60 % der Artikel im Supermarkt enthalten in irgendeiner Form Zucker. In manchen Nahrungsmitteln würde man ihn nie vermuten, beispielsweise in Wurstwaren, Chips oder getrockneten Früchten. Die besten Tipps und Tricks fürs Einkaufen, wie du zum Beispiel den ganzen Marketingfallen entkommst, dir nur das Beste für Körper, Geist und Seele in deinen Einkaufswagen packst und am Ende mit der Switch-Philosophie auch noch günstiger aus dem Laden hinausgehst, zeige ich dir im dritten Teil auf. Zurück zur Zutatenliste. An erster Stelle steht immer das, was anteilig am meisten im Produkt enthalten ist. Deshalb findest du Gewürze und Aromen sowie Zusatzstoffe wie Farb- und Konservierungsstoffe meist am Schluss der Liste. Auch die jeweiligen Zutaten der einzelnen Zutaten müssen aufgelistet sein. Nehmen wir als Beispiel einen Fruchtjoghurt mit Erdbeeren. Zutaten: Joghurt mild, Fruchtzubereitung (Rohr- und

Rübenzucker, Erdbeeren, Erdbeersaft aus Erdbeersaftkonzentrat), Stabilisator (Pektine, Johannisbrotkernmehl), färbendes Rote-Bete-Saft-Konzentrat. Daraus können wir folgende Erkenntnisse ziehen:

- Der zugesetzte Zucker steht an zweiter Stelle, was auf einen hohen Anteil deuten lässt.
- Die zweitgrößte Zutat in diesem Produkt, gleich nach dem Joghurt, ist Zucker.
- Der Fruchtjoghurt enthält mehr zugesetzten Zucker als Früchte.
- Und sehr gravierend ist: Im Joghurt und in den Früchten selbst ist bereits jede Menge natürlicher Zucker enthalten, im Joghurt circa 4 bis 5 % und in den Erdbeeren circa 5 bis 6 %.

Du ahnst es schon, oder? Den zugesetzten Zucker darfst du dir gerne sparen. Probiere es einfach mal aus. Nimm dir einen Naturjoghurt, 150 g mit 1,5 % Fett (übrigens: auf das Thema „Fett“ kommen wir später noch zu sprechen), und 50 g Erdbeeren. Falls gerade keine Saison ist, greif gerne auf tiefgekühlte Früchte zurück. Du kannst sie klein schneiden, pürieren oder einen Teil mixen und den anderen stückig hinzugeben. Dann verrührst du beides miteinander – fertig! Lass es dir schmecken. Und schon hast du einen großen und unnötigen Teil an Zucker eingespart. Anfangs wird es dir vermutlich nicht süß genug sein. Das liegt schlichtweg daran, dass du durch deinen bisherigen Lebensstil und hohen Zuckerkonsum ein sehr sensibles Süßempfinden entwickelt hast. Anders gesagt, hat sich dein Körper quasi schon an einen hohen Süßegrad gewöhnt. Zucker kann süchtig machen. Ähnlich wie Alkohol und Drogen triggert Zucker das limbische System unseres Gehirns. Dieses ist unter anderem für Triebe verantwortlich, demnach ganz heiß auf Belohnungen. Je mehr Zucker du zu dir nimmst, umso mehr möchte es haben. Und jetzt die gute Nachricht: Du kannst dich genauso wieder entwöhnen. Ich erkläre dir das am besten wieder anhand eines Beispiels, des Klassikers: Kaffee mit Zucker. Gehörst du zu den Menschen, die gerne ihr Heißgetränk mit etwas „weißem Gift" versüßen? Falls nicht, kennst du das vielleicht von früher oder von Menschen in deinem Umfeld. Nehmen wir einmal an, du trinkst deinen Kaffee am liebsten mit zwei Löffeln Zucker. Dann kannst du Folgendes tun, um dem Teufelskreis zu entfliehen: Ab morgen nimmst du bitte nur noch einen Löffel und ziehst das drei Wochen lang durch. Anschließend reduzierst du erneut um die Hälfte auf einen halben Löffel Zucker. Nach weiteren einundzwanzig Tagen wirst du feststellen, dass du das bisschen unnötigen Zucker nun noch komplett weglassen kannst. Keine Sorge, ich habe dir anfangs ja versprochen, dass du auf nichts verzichten musst. Wenn dein Kaffee für dich eben einen Löffel Zucker braucht, dann gönn ihn dir weiterhin. Ich komme jedoch später noch einmal darauf zurück, warum das aus anderen Gründen eher kontraproduktiv ist.

Auch beim Backen gilt es, den Zucker zu reduzieren oder besser noch zu switchen. Die meisten Backrezepte kommen aus einer Zeit, als wir den Zucker noch zum Konservieren, also zum Haltbarmachen verwenden mussten. Das heißt, heutzutage kannst du dir dank moderner Rezepte und Techniken einiges an Zucker ersparen. Achtung: Eine Süßigkeit bleibt eine Süßigkeit. Ein besonderes Geheimnis, wie du dennoch reinen Gewissens und völlig unbedenklich dein Leben versüßen kannst, verrate ich dir in Teil 3 des Buches, mit den „Wellenbrechern" gegen die

Glukoseflut.

Wenn du deine Naschereien selbst zubereitest, empfehle ich dir, den weißen Zucker durch Agavendicksaft oder Ahornsirup zu ersetzen. Vorsicht, auch hierbei handelt es sich immer noch um Zucker. Allerdings haben Studien ergeben, dass diese zwei Kandidaten den Blutzuckerspiegel nicht so schnell ansteigen lassen wie ihre raffinierten Kollegen. Noch besser ist es allerdings, wenn du statt Zuckeralternativen einfach auf reife Früchte switchst. Bananen, Äpfel oder Datteln eignen sich hervorragend hierfür. An dieser Stelle fragst du dich vielleicht: „Und was ist eigentlich mit Zuckeraustauschstoffen wie Xylit, Maltit, Sorbit, Erythrit etc. oder den üblichen Verdächtigen aus der Reihe der Süßstoffe wie Stevia, Saccharin, Aspartam, Sucralose etc.?“ Davon rate ich dir unbedingt ab – wieso genau, das erfährst du später im Abschnitt über die Light-Getränke.

nicht dienlich		**dienlich**
Haushaltszucker (Rohr/ Rübe), Honig	SWITCH	Agavendicksaft, Ahornsirup
Zucker zum Kochen und Backen	SWITCH	reife Früchte, Trockenobst

Limonaden, Energydrinks, Eistees, Fruchtsäfte etc.

Was haben diese Getränke allesamt gemeinsam? Richtig, sie enthalten sehr viel Zucker. Und genau das ist das Problem. Wie du vorhin schon erfahren hast, erreichst du mit dem Trinken von nur einer Cola oder einem Energydrink (0,2 Liter) deine Tageshöchstgrenze für zugesetzten Zucker. Erneut gilt unsere Vereinbarung: Du musst auf nichts verzichten. Gönn dir ruhig weiterhin ab und zu deine Limo. Ich verspreche dir aber jetzt schon, dass du automatisch immer weniger von diesem völlig übersüßten und unnötigen Zeug zu dir nehmen wirst, sobald du dich auf die Switch-Philosophie einlässt und sie beherzt durchziehst. Außerdem gibt es so viele köstliche Alternativen!

Du findest Wasser geschmacklos? Dann ändere das, zum Beispiel mit einem Spritzer erfrischender Zitrone. Bereite dir einen Aufguss zu, indem du frischen Ingwer oder Kurkuma dünn aufschneidest, in eine Karaffe gibst und mit kochendem Wasser aufgießt. Dazu schmeckt ebenfalls wunderbar ein Spritzer Zitrusfrucht. So schnell hast du ein leckeres Getränk hergestellt und gleichzeitig etwas Gutes für deinen Körper und dein Immunsystem getan. Genieße es an kalten Tagen gerne heiß und an heißen Tagen kalt. So einfach kann das sein! Im Sommer erfrischt dich ein Aufguss mit Minze, Zitronenmelisse und tiefgekühlten Früchten wie verschiedenen Beeren, Kirschen, Mango und vielen mehr. Stehst du eher auf spritzige Getränke? Dann gieße einige Tiefkühlfrüchte und Minze mit Mineralwasser auf, und fertig ist deine Limo.

Ein weitverbreiteter Mythos ist, dass Fruchtsaft gesund sei, schließlich stecken da doch zahlreiche Früchte drin. Falsch gedacht. Säfte sind filtriert, was bedeutet, dass darin keinerlei Ballaststoffe mehr enthalten sind. Frisches Obst liefert dir wesentlich mehr Vitalstoffe als ein Saft. Und jetzt mal ehrlich, das schmeckt doch auch viel besser, oder? Stell dir vor, es ist ein heißer Sommertag, du kommst gerade von deinem Nachmittagsspaziergang nach Hause, die Sonne hat dich verwöhnt, Schweißperlen laufen über dein Gesicht, deine Kleider kleben förmlich an deinem Körper. Du würdest jetzt am liebsten in eine Badewanne voller Eiswürfel abtauchen. Jetzt ein Glas Apfelsaft? Schwierig. Stattdessen trinkst du besser ein bis zwei Gläser Wasser mit Zimmertemperatur, gehst duschen und genießt danach einen saftigen Apfel. Greif ihn dir aus deiner Obstschale, streiche über seine Schale, fühle ihn, dann lass dich von seinem lieblichen Duft verwöhnen und schließe dabei die Augen, damit das Erlebnis noch intensiver für dich wird. Stell dir vor, wie der Apfel beim Hineinbeißen knackt und sich seine milde Säure erfrischend in deinem gesamten Mundraum verteilt, bevor die Süße deine Geschmacksknospen liebkost und dich für deine Trainingseinheit belohnt. Vielleicht erinnerst du dich bei jedem Bissen an deine Kindheit, wie du über die Streuobstwiesen gerannt bist und mit den Kindern aus der Nachbarschaft Verstecken oder Fangen gespielt hast. Lass dir Zeit bei deinem Genuss, kaue oft und bewusst, immer wieder verteilt sich der fruchtige Nektar und schmiegt sich sanft an deinen Gaumen. Welch ein Genuss!

Damit wollte ich dir einmal den Unterschied zwischen einem Schluck Saft, welcher in Sekundenschnelle durch deinen Körper läuft und lediglich ein sehr kurzweiliges Vergnügen darstellt, und einem frischen Stück Obst deutlich machen, das dir ein wesentlich längeres Geschmackserlebnis bereitet und dich obendrein noch mit wertvollen Nähr- und Ballaststoffen versorgt. Natürlich darfst du auch mal einen Saft trinken, achte dabei jedoch auf einen Fruchtgehalt von 100 % und Direktsaft. Saft aus Fruchtsaftkonzentrat ist nämlich minderwertig, es sind bei seiner Zubereitung schon einige wertvolle Inhaltsstoffe wie Vitamine und sekundäre Pflanzenstoffe zerstört worden. Am besten genießt du deinen Saft als leichte Schorle aus circa einem Drittel Saft und zwei Dritteln Wasser.

Kommen wir gleich zum nächsten großen Mythos:

Energydrinks machen dich wach und fit, verleihen dir bekanntermaßen sogar Flügel. Das Gegenteil ist der Fall. Sorry, dass ich dir diesen Zahn ziehen muss, aber die Wirkung von Energydrinks ist leider sehr kurzfristig. Das liegt daran, dass sie deinen Blutzuckerspiegel in die Höhe schießen lassen und dieser dann bereits nach wenigen Minuten in den Keller stürzt. Die Folge ist, dass du dich ruckzuck wieder müde und schlapp fühlst, meist noch mehr als davor. Genauso läuft übrigens das Spielchen mit den zuckerhaltigen Zwischensnacks, die wir nachher noch genauer unter die Lupe nehmen werden.

Light-Getränke, Getränke mit Zuckeraustausch- oder Süßstoffen

Räumen wir erstmal mit den Zuckeraustauschstoffen auf. Die Kandidaten Erythrit (E 968), Maltit (E 965), Isomalt (E 953), Sorbit (E 420) und Xylit (E 967) bringen teilweise weniger Energie, allerdings auch weniger Süßkraft mit sich als Haushaltszucker. Und wie du siehst, sind sie ebenfalls deklarierungspflichtig, daher die E-Nummern. Dies hat seinen berechtigten

Grund, denn bei einem zu hohen Konsum kann es zu Durchfall, Verstopfung und Ähnlichem kommen. Ein weit unterschätzter Nachteil: Sie bringen dein Süßempfinden völlig durcheinander und wirken sich negativ auf deine Darmflora aus. Deshalb empfehle ich dir, ihnen aus dem Weg zu gehen oder sie auf ein gewisses Minimum zu reduzieren.

Kommen wir nun zu ihren weitaus gefährlicheren Kollegen, nämlich zu den Süßstoffen wie Aspartam (E 951), Saccharin (E 954), Cyclamat (E 952), Sucralose (E 955), Acesulfam K (E 950) und den Steviolglykosiden – oder auch bloß „Stevia" genannt (E 960). Sie haben drei gemeine Auswirkungen:

1. Sie wirken appetitanregend. Ursprünglich kommen sie aus der Schweinemast. Süßstoffe werden den Tieren ins Futter beigemischt, damit sie noch mehr fressen, Mahlzeit! Zweimal darfst du raten, wie sie auf dich wirken? Richtig, am Ende des Tages wirst du dir rund 30 % mehr einverleibt haben, als dir lieb ist, und das meist unbewusst.
2. Sie sind um ein Vielfaches süßer als Zucker und schrauben damit dein Verlangen nach Süßem drastisch nach oben.

3. Sie schädigen eines deiner wichtigsten „Organe“ im Körper, das Mikrobiom, indem sie aktiv gute Darmbakterien töten. Mehr dazu erfährst du im dritten Teil des Ratgebers.

Es gibt noch viele weitere Zuckeraustausch- und Süßstoffe. Ich habe hier bewusst nur jene genannt, die am häufigsten bei uns vorkommen. Es geht mir an dieser Stelle darum, dich vor ihnen zu warnen und zu schützen. Um deinen Zuckerkonsum zu switchen, brauchst du keinen dieser schädlichen Stoffe. Du musst nicht gänzlich auf Zucker verzichten, reduziere ihn aber. Am besten gelingt dir das mit dem „Ausschleichen“, das heißt, du senkst den Konsum nach und nach, in kleinen Schritten.

nicht dienlich		**dienlich**
gesüßte Getränke	SWITCH →	Mineralwasser, Leitungswasser
Limonaden wie Cola, Orangen- oder Zitronenlimonade etc.	SWITCH →	selbstgemachte Limonaden (ohne Zucker)
Energydrinks	SWITCH →	grüner, weißer oder schwarzer Tee, Aufguss mit Ingwer, Kurkuma oder Chili
Eistees	SWITCH →	Aufguss mit tiefgekühlten Früchten, frischer Minze oder Teemischungen
Fruchtsäfte, Nektare	SWITCH →	Fruchtsaftschorlen

Alkopops, Spirituosen, Cocktails und Mixgetränke

Zu keinem anderen Thema passt die Weisheit, die Dosis mache das Gift, wohl besser als zu diesem: Mäßiger Alkoholgenuss hat einen gewissen Schutzeffekt auf Herz und Gefäße. Exzessiver Alkoholkonsum dagegen schädigt den Organismus.

Daher meine Empfehlung, seltener und dafür bewusster zu genießen. Auch in diesem Bereich bietet dir die Switch-Philosophie eine wertvolle Orientierung. Bevorzuge Getränke wie Bier oder Wein. Diese sind rein und belasten deinen Körper weniger als mysteriöse Mixgetränke, bei denen du dir nicht sicher sein kannst, was da überhaupt alles drinsteckt. Viele Hersteller weisen mittlerweile aus, wie viel Zucker ihre Produkte beinhalten. Beim Bier gilt: Je weniger Alkoholgehalt, desto weniger Zucker und umso besser für dich. Beim Wein wird es schon etwas komplizierter. Hier bietet es sich an, auf trockene Weine mit Prädikat zurückzugreifen, da bei diesen qualitativ hochwertigen Varianten vor dem

Gärprozess kein zusätzlicher Zucker angereichert werden darf. Prädikatsstufen sind Kabinett, Spätlese, Auslese, Beerenauslese, Trockenbeerenauslese und Eiswein. Doch Vorsicht, Alkohol bringt zusätzliche Energie mit sich und verlangsamt deinen Stoffwechsel, weil sich dein Körper primär damit beschäftigt, das Gift wieder loszuwerden. Die Folge dessen – du ahnst es sicherlich schon – ist die garantierte Gewichtszunahme, also das genaue Gegenteil von dem, was du erreichen möchtest.

Du kannst dich immer wieder verbessern und weiterentwickeln, indem du beispielsweise ein Bier gegen ein Radler austauschst, später dann dein Bier statt mit süßer Limonade mit einem spritzigen Mineralwasser aufgießt (saurer Radler) oder dich eben öfter mal auf eine alkoholfreie Variante einlässt. Dasselbe gilt für Wein.

Und was ist eigentlich mit dem guten alten Verdauungsschnaps? Hier scheiden sich die Geister der Wissenschaft seit vielen Jahrzehnten. Aktuelle Studien belegen eindeutig, dass der Genuss alkoholischer Getränke deine Verdauung eher verlangsamt oder gar behindert. Das liegt daran, dass der Alkohol zwar erst über die Nervenbahnen die Muskulatur deiner Verdauungsorgane stimuliert, dann allerdings die Reizweiterleitung bremst und somit die peristaltischen Bewegungen hemmt, durch die dein Verdauungsbrei durch den Verdauungstrakt transportiert wird. Dies bedeutet für dich nicht, dass du von nun an abstinent leben musst, schließlich hat ein Glas Wein oder Bier genauso wie der Schnaps durchaus nach dem Essen eine positive Wirkung auf dein Gemüt. Das Ganze sollte allerdings nicht zur Gewohnheit werden.

Für die Verdauungsleistung ist Wasser oder ein ungesüßter Tee immer zu bevorzugen. Außerdem benötigst du nach dem Essen keinerlei Unterstützung, da du ja die Switch-Philosophie verinnerlicht hast und es daher gar nicht erst zu üppigen und viel zu fetten Mahlzeiten mehr kommen wird.

Ein weiterer wertvoller Tipp für dich ist, jeweils fünfzehn Minuten vor und nach einer Mahlzeit zu trinken, während des Essens allerdings besser nicht, da du mit der zugeführten Flüssigkeit deine Verdauungssäfte verwässerst und nicht mehr allzu gut verdaust. Das heißt, gerade die essenziellen Mikronährstoffe landen dann nicht in deinem Körper, sondern im Porzellan.

nicht dienlich		**dienlich**
Alkopops, Cocktails, Longdrinks	SWITCH	Bier, Wein
Starkbier, Biermixgetränke	SWITCH	Pils, saurer Radler, alkoholfreies Bier oder Hefeweizen
hochprozentige oder liebliche Weine, Likör	SWITCH	trockene Weine mit Prädikat, alkoholfreier Wein

Konfitüre, Marmelade, Honig und Nuss-Nougat-Creme

Kommen wir nun zu den Brotaufstrichen. Wir beginnen mit den süßen Varianten und räumen anfangs gleich mal mit einem Irrglauben auf: Bei Konfitüre und Marmelade handelt es sich nicht um das Gleiche. Im Volksmund werden beide Begriffe oftmals synonym verwendet, dabei beinhaltet Marmelade ausschließlich verarbeitete Zitrusfrüchte wie Zitronen, Orangen, Limetten etc. Alle anderen eingekochten Früchte hören hingegen auf den Namen „Konfitüre“. Beide jedoch kommen aus einer Zeit, als es noch keine Kühlschränke gab und die im Sommer und Herbst frisch geernteten Früchte für den Winter haltbar gemacht werden mussten. Also hat man sie im Verhältnis 1:1 mit Zucker eingekocht. Du weißt mittlerweile, dass der Anteil an zugesetztem Haushaltszucker in unseren Lebensmitteln alarmierend hoch ist und jeder Haushalt heutzutage einen Kühlschrank besitzt oder auch einen kühlen Keller. Das bedeutet, dass du dir deinen Fruchtaufstrich mit viel weniger Zucker jederzeit selbst herstellen kannst. Rezepte und Anleitungen dazu findest du in meiner Switch-Rezeptsammlung zum Gratis-Download. Oder du schaust im Einzelhandel nach entsprechenden Produkten mit einem Fruchtanteil von mindestens 70 %, doch sei stets sparsam damit.

Und wie gesund ist eigentlich Honig? Das Werk fleißiger Bienen bringt zwar wertvolle Mikronährstoffe mit sich, wirkt auf deinen Körper jedoch genauso wie Zucker. Von daher gehe bitte behutsam damit um. Vor allem schütze die besonderen Inhaltsstoffe, indem du sie nicht unnötig erhitzt. Ab und zu mal einen Löffel in den bereits etwas abgekühlten Tee zu geben, vor allem bei einer Erkältung, ist völlig in Ordnung. Vielleicht möchtest du auch beim Kochen den speziellen Geschmack in den Vordergrund stellen, dann gehen kreative Kulinarik und Genuss selbstverständlich vor. Lies dir am besten vor dem Einkauf den aktuellen Ökotest durch. Wie Bienen auf dem Feld, tummeln sich im Supermarkt verschiedenste Honigsorten. Viele davon sind mit Pestiziden, Gentechnik oder sogar Rückständen des Unkrautvernichters Glyphosat verunreinigt. Merk dir: Nichts ist schlimmer und aufwendiger für deinen Körper, als Schadstoffe wieder loszuwerden.

Und was tun mit dem absoluten Klassiker, der Nuss-Nougat-Creme, der unangefochtenen Nummer eins, wenn es um Verkaufszahlen und leider auch um ernährungsphysiologischen Blödsinn geht? Keine Sorge, der Handel hat mittlerweile reagiert. Weil viele Kunden nicht mehr zu dem Fett-Zucker-Gemisch mit nur einem Hauch von Nuss greifen, das überdies als Hauptzutat meist noch böses Palmfett beinhaltet, gibt es jetzt in vielen Supermarktregalen gesündere Alternativen, vor allem reines Mus aus

Nüssen, zum Beispiel Mandel- oder Haselnussmus, Cashew-Creme oder Erdnussbutter und vieles mehr. Auch hier möchte ich dir unbedingt mitgeben: Lies dir die Zutatenliste bis zum Ende durch. Meide einen hohen Zuckeranteil und lass die Finger davon, wenn mit Sonnenblumenöl oder sogar Palmfett gestreckt wurde.

nicht dienlich		**dienlich**
Konfitüre, Marmelade, Honig	SWITCH	Fruchtaufstriche mit 70 % Fruchtanteil oder mehr, selbstgemachte Marmelade (Verhältnis Zucker zu Frucht 1:3)
Nuss-Nougat-Creme	SWITCH	reines Nussmus aus 100 % Nüssen, zum Beispiel Haselnuss, Mandel, Cashew, Erdnuss etc.

Streichwurst, Streichkäse sowie vegane herzhafte Aufstriche

Bei den deftigen Kameraden geht es nun weniger um Zucker (wobei der in geringen Mengen ebenfalls meist mit von der Partie ist), sondern um unerwünschtes Fett. Doch was bedeutet in diesem Fall „unerwünscht“? Nutzen wir diese Gelegenheit und machen ein für alle Mal Schluss mit dem Mythos „Fett macht fett“. Diese Aussage ist lange überholt. Heute wissen wir, dass bestimmte Fette lebensnotwendig sind. Die Rede ist von den ungesättigten Fettsäuren. Sie kommen hauptsächlich in pflanzlichen Produkten vor. Andersherum gesagt ist es von immenser Bedeutung, dass wir mit den gesättigten Fetten, meist tierischer Herkunft, sparsamer umgehen. Das heißt jedoch nicht, dass du gleich zum Veganer werden sollst, vielmehr ist es ein Appell an dich, dass du den pflanzlichen Anteil deiner täglichen Nahrung gerne erhöhen darfst. Das beste Beispiel hierfür ist die Butter: Sie beinhaltet 82 % Fett, auf hundert Gramm sind das monströse 82 Gramm, davon sind 54 Gramm gesättigt. Bei einer Halbfett-Margarine, zum Vergleich, sind dies, wie der Name schon sagt, gerade mal halb so viel. Ihr schlechter Ruf haftet jedoch völlig zu Unrecht an ihr, wenn man sich die heutige Margarine mal genauer anschaut. Zudem beinhalten viele Produkte eine respektable Portion Rapsöl, welches weitere wertvolle Mikronährstoffe mitbringt und dem Streichfett eine geschmacklich buttrige Note verleiht.

Wenn du noch mehr Fett einsparen möchtest, dann probiere doch mal Frischkäse als Alternative. Den gibt es mittlerweile in unzähligen Geschmacksrichtungen. Bei der naturbelassenen Variante liegt der Fettgehalt bei ungefähr 16 bis 26 Gramm Fett, und diese bringt einen weiteren grandiosen Vorteil mit sich, nämlich das Eiweiß, sodass sie mit rund 13 % ein wahres High-Protein-Produkt ist.

Bei Streichwurst und Streichkäse bitte auf die fettarmen Varianten umsteigen und zudem darauf achten, dass die Zutatenliste so kurz wie möglich ist. Dasselbe trifft auf alle veganen Aufstriche zu. Hier findet man sehr häufig „schlechte“ Fette wie Sonnenblumenöl oder Palmfett und zu allem Übel meist noch völlig unnötigen Zucker. Das Wirrwarr aus Ölen und Fetten sortieren wir gleich im Anschluss noch gemeinsam.

nicht dienlich		**dienlich**
Butter	SWITCH	Halbfett-Margarine oder Frischkäse
Streichwurst	SWITCH	herzhafte vegane Aufstriche
Streichkäse, Schmelzkäse	SWITCH	angemachter Quark oder körniger Frischkäse (Hüttenkäse)

Öle und Fette

Sobald ein Fett bei Zimmertemperatur flüssig wird, wir es als Öl bezeichnet. Dieser lebensnotwendige Makronährstoff liefert die meiste Energie, also in etwa doppelt so viel wie Kohlehydrate und Eiweiß, und macht ihn damit zu unserem wertvollsten Brennstoff. Fett übernimmt jedoch noch weitere, essenzielle Aufgaben in deinem Körper. Es schützt deine inneren Organe vor äußeren Einwirkungen, isoliert dich vor Kälte oder Hitze und ist als Baustoff vor allem für deine Zellwände unersetzlich. Eine seiner besonderen Fähigkeiten möchte ich dir hier aufs Brot schmieren, und zwar ist Fett der Geschmacksträger beziehungsweise -verstärker Nummer eins. Es hebt die einzelnen Aromen deiner Speisen hervor und lässt deine kulinarischen Kreationen lebendiger wirken. Das wissen jedoch ebenso die Hersteller von verarbeiteten Lebensmitteln und nutzen dies oft schamlos aus, um unsere Geschmacksknospen zu triggern, was im ersten Moment nichts Schlechtes sein muss. Um die Produktionskosten niedrig zu halten, werden allerdings häufig ungesunde Fette verwendet. Welche das im Detail sind und von welchen du dich unbedingt fernhalten solltest, erfährst du gleich in der Switch-Übersicht.

Zunächst möchte ich dir, um nicht Opfer dieser gesundheitsgefährdenden Stoffe zu werden, unbedingt noch dies ans Herz legen: Bereite dein Essen, so oft es geht, selbst zu. Dadurch entscheidest du, was in dein Essen und somit in deinen Körper gelangt. Wer ist für deinen Körper, für deine Gesundheit und für dein Leben verantwortlich? Genau, DU. Nur du allein und sonst niemand. An dieser Stelle ein weiterer Appell an Dich zur Übernahme von 100 % Eigenverantwortung. Alles an notwendigem Wissen sowie hilfreichen

Techniken zur Umsetzung werde ich dir, wie anfangs versprochen, mitgeben.

Den Unterschied zwischen Fetten und Ölen hast du bereits kennengelernt, er liegt in ihrer Konsistenz. Ist sie bei Zimmertemperatur fest, handelt es sich um ein Fett. Das liegt an den gesättigten Fettsäuren. Je mehr davon enthalten sind, desto fester und ungesünder ist das Produkt. Feste Fette haben allerdings auch einen Vorteil: Sie sind hitzestabiler als ihre flüssigen, überwiegend aus ungesättigten Fettsäuren bestehenden Verwandten. Ist ein Fett zu instabil, um es hoch erhitzen zu können und beispielsweise etwas darin anzubraten, dann entstehen beim Garprozess gesundheitsgefährdende Transfette.

Zum Erhitzen empfehle ich dir Butterschmalz, Kokosöl oder besser noch spezielles Bratöl aus Oliven oder Raps. Bei kalter Verarbeitung wie zum Beispiel zum Marinieren von Gemüse oder für Salate eignen sich erstmal alle Öle. Folgende würde ich aufgrund ihres positiven Verhältnisses von Omega-3- zu Omega-6-Fettsäuren unbedingt bevorzugen: Olivenöl, Rapsöl, Leinöl, Hanföl und Walnussöl. Öle aus Sonnenblumen, Kürbiskernen, Sesam, Erdnuss, Mohn oder Disteln bitte eher selten einsetzen, am besten nur dann, wenn du auf den speziellen Geschmack in deinem Gericht nicht verzichten möchtest. Um von gesundheitsfördernden Effekten zu profitieren, solltest du Omega-3- und Omega-6-Fettsäuren im Verhältnis von etwa 5:1 bis hin zu 2:1 zu dir nehmen. Mehr dazu im dritten Teil. Und hier noch zwei Geheimtipps für deine künftigen kulinarischen Entdeckungsreisen in deiner Küche: Kokosöl gibt es ebenfalls geschmacksneutral zu kaufen, und Rapsöl bekommst du mittlerweile sogar mit feinem Buttergeschmack.

nicht dienlich		**dienlich**
Butter, Butterschmalz	SWITCH	Bratöl aus Oliven oder Raps, Kokosöl
Sonnenblumenöl	SWITCH	Rapsöl, Olivenöl, Leinöl, Hanföl, Walnussöl
versteckte Fette/ Transfette in Convenience-Produkten beziehungsweise stark verarbeiteten Lebensmitteln	SWITCH	selbst kochen und genießen, sparsamer Umgang mit Fetten und Ölen

Milch und Milchprodukte

„Die Milch macht's" war gestern. Oder kennst du noch den Werbespruch, laut dem Milch müde Männer munter macht? Heute sind wir schlauer. Zugegeben, die Milch ist voller wertvoller Inhaltsstoffe, schließlich soll es ja dem frisch angekommenen Nachwuchs in der ersten Zeit an nichts fehlen. Aber hast du dich schon mal gefragt, warum ein Kalb innerhalb von nur wenigen Wochen hunderte Kilos an Körpergewicht zunimmt? Das liegt unter anderem an den in der Milch enthaltenen Wachstumshormonen. Und was, glaubst du, machen diese Hormone mit dir und deinem Körper? Denk mal darüber nach…

90 % der Weltbevölkerung vertragen die weiße Flüssigkeit nicht, weil das ja die Milch eines anderen Säugetieres und somit gar nicht für uns gedacht ist. Wir nutzen sie erst seit knapp 10.000 Jahren als Nahrung und haben uns einfach noch nicht daran gewöhnt. Ehe wir zu den Alternativen und damit zum „Switchen" kommen, möchte ich an dieser Stelle mit einem weiteren Mythos reinen Tisch machen: dem

so hochgelobten Calciumgehalt der Milch. Dieser soll der weitbekannten Volkskrankheit Osteoporose, auch „Knochenschwund“ genannt, entgegenwirken. Dies jedoch verhindern andere, in der Milch enthaltene Stoffe. Das zeigen uns ganze Regionen und Bevölkerungen. Überall dort, wo Menschen keine oder nur sehr selten Milch zu sich nehmen, gibt es diese Krankheit kaum bis gar nicht. Wir Europäer sind Weltmeister in Sachen Milchkonsum, und siehe da, nirgendwo anders auf dem Erdball ist Knochenschwund so häufig zu finden wie bei uns. Zufall? Wohl kaum!

Erneut gilt unser Agreement: Du musst auf nichts verzichten. Achte jedoch stets darauf, dass nicht in jeder deiner Mahlzeiten Milchprodukte vorkommen. Mittlerweile dürfen wir uns beim Einkaufen über eine fröhliche und bunte Auswahl an Alternativen freuen. Zwischen Soja-, Hafer- und Milch aus verschiedensten Nüssen findest du mit Sicherheit deine Lieblingsvariante. Lebe die Vielfalt. Produkte aus Schafs- oder Ziegenmilch sind sehr aromatisch, in der Regel auch bekömmlicher und beinhalten weniger Wachstumshormone als Kuhmilch. Die meisten Feta- beziehungsweise Hirtenkäsesorten im

Handel bestehen zum Großteil oder gar komplett aus Kuhmilch. Achte bei deinem nächsten Einkauf darauf und probiere einmal reinen Ziegen- oder Schafskäse aus. Diesen erhältst du ebenfalls in vielen Varianten wie beispielsweise Schnittkäse, Weichkäse und Frischkäse. Er schmeckt sogar meist intensiver, ist bekömmlicher und gesünder als die Konkurrenz aus Kuhmilch. Du liebst geriebenen italienischen Hartkäse, dann versuch doch mal Pecorino. Der wird aus Schafsmilch hergestellt und sorgt für wahre Geschmacksexplosionen in deinen Gerichten. Und gleich noch ein passender Tipp hierzu: Kauf ihn am Stück. Das ist erstens günstiger und zweitens bleibt er so länger frisch und haltbar. Dann reibst du ihn durch eine feine Reibe, dadurch gewinnst du sehr kleine Späne und verwendest automatisch weniger davon.

Entwickle außerdem unbedingt ein Auge dafür, wo deine Lebensmittel herkommen. Bevorzuge Produkte wie Soja, Raps und Co. aus der EU, besser noch aus Deutschland. Kauf so regional wie möglich ein, damit unterstützt du die „kleinen" Unternehmer aus deiner Region und trägst so deinen Teil für den Umweltschutz bei. Das wird dir ein gutes Gefühl geben und dein Essen, welches du künftig bewusster zu dir nehmen wirst, schmeckt automatisch besser. Des Weiteren sind bei uns und in der EU die Richtlinien und Gesetze, was den Anbau von Lebensmitteln sowie den Einsatz von Pflanzenschutzmitteln angeht, wesentlich schärfer als in vielen anderen Teilen der Welt.

Nehmen wir als Beispiel einen Becher Quark: Optimal wäre ein Quark der Magerstufe in Bio-Qualität aus einem Molkereibetrieb in deiner Nähe. Die Magerstufe liefert wenig ungesundes und gesättigtes Fett, dafür aber viel wertvolles Protein. Bio-Produkte kommen aus einer ökologischen Landwirtschaft und sind damit nachhaltiger als die herkömmlichen. Kaufst du Lebensmittel aus deiner Region, unterstützt du kurze Lieferwege und verursachst damit eine geringere CO2-Belastung, wodurch du proaktiv einen wichtigen Beitrag für unsere Umwelt leistest – danke! Da es noch immer einige Unklarheiten im Zusammenhang mit der Bezeichnung „bio“ gibt, vor allem eine Unübersichtlichkeit in Bezug auf die Labels, werden wir dieses Thema im dritten Teil des Buches noch genauer durchleuchten.

nicht dienlich		dienlich
Kuhmilch	SWITCH	Ziegen- oder Schafsmilch oder pflanzliche Alternativen aus Soja, Hafer, Mandel, Haselnuss, Kokos etc.
Fruchtjoghurt und ähnliche Produkte, Sahnedesserts, Pudding	SWITCH	Naturjoghurt mit frischen oder tiefgefrorenen Früchten
Quark mit 20 oder 40 % Fett	SWITCH	Quark Magerstufe, unter 10 % Fett
Käse aus Kuhmilch	SWITCH	Käse aus Ziegen- oder Schafsmilch, veganer Käse

Fleisch- und Wurstwaren

Ähnlich wie bei der Milch und ihren Produkten legen wir hier das Hauptaugenmerk auf den Nährstoff Fett. Je geringer dieser ist, desto weniger gesättigte Fette finden den Weg in deinen Körper, umso gesünder für dich. So richtig interessant wird es, sobald du dir irgendwelche Fleisch- oder Wursterzeugnisse in deinen Einkaufswagen legst. Bei diesen stark verarbeiteten Lebensmitteln kommen noch allerhand Zusatzstoffe wie Konservierungsstoffe, Aromen, Farbstoffe und weitere böse Mittelchen ins Spiel. Auch Zucker landet, meist vollkommen unnötig, immer wieder in diversen Wurstsorten. Deshalb hältst du dich am besten an unverarbeitete Produkte wie reines Fleisch oder eben weniger verarbeitete wie beispielsweise Schinken, kalten Braten oder gegarte Hähnchen- oder Putenbrust.

In etwa 60 Kilogramm Fleisch verzehrt jeder Deutsche durchschnittlich pro Jahr. Das sind rund 1.200 Gramm pro Woche. ALARMIEREND, wenn wir bedenken, dass ein zu hoher Fleischkonsum bestimmte Krankheiten wie chronische Entzündungen, Krebs, Arthrose, Rheuma und Herz-Kreislauf-Erkrankungen verursachen oder verschlimmern kann.

Doch es gibt sehr gute Nachrichten: Laut der Bundesanstalt für Landwirtschaft und Ernährung (BLE) hatten wir im Jahr 2021 beim Fleischkonsum ein Rekordtief. Dennoch liegen wir heute weiterhin, durchschnittlich gesehen, weit über der Empfehlung der Deutschen Gesellschaft für Ernährung (DGE). Diese rät zu einem Verzehr von 300 bis 600 Gramm pro Woche.

Mein Appell an dich lautet: „Iss weniger und seltener Fleisch, dafür jedoch bewusster und qualitativ hochwertiger, wenn möglich aus der Haltungsform 4!“. Damit tust du dir, den Tieren und der Umwelt etwas Gutes. Ein Paradebeispiel: So treffen sich Nachhaltigkeit, Gesundheit und Geschmack und gehen Hand in Hand.

Betrachten wir mal einen Vergleich aus der Praxis: Du gehst einkaufen, und statt der 500-Gramm-Packung handelsüblichen Hackfleisches aus der Haltungsform 1 legst du dir diesmal eine 250-Gramm-Schale in Bio-Qualität in deinen Einkaufskorb. Preislich macht das keinen oder wenn, dann nur einen geringen, aber vertretbaren Unterschied. Damit halbierst du, wie gerade eben empfohlen, deinen Fleischkonsum und nimmst circa 50 % weniger an gesättigten Fetten zu dir. Es hat keinen nennenswerten Einfluss auf deinen Geldbeutel. Du minderst jedoch proaktiv den CO_2-Ausstoß, unterstützt die Bio-Bewegung und damit das Wohl der Tiere. Und dein Essen wird auf jeden Fall ein emotionaler Genuss. Weitere Informationen zu den Haltungsformen erhältst du ebenfalls noch später, wenn wir uns das Bio-Thema anschauen.

nicht dienlich		**dienlich**
fettes Fleisch mit einem Fettgehalt von über 20 %	SWITCH	mageres Fleisch mit einem Fettgehalt von weniger als 20 %
Fleisch- und Wurstwaren aus den Haltungsformen 1 oder 2	SWITCH	Fleisch- und Wurstwaren aus den Haltungsformen 3 oder 4
Wurst wie Aufschnitt, Hausmacher in Dosen oder Darm, Salami und weitere Dauerwurstwaren	SWITCH	Schinken in allen Varianten, gegarte Puten- oder Hähnchenbrust, Aufschnitt aus kaltem Braten

Fisch, Fischstäbchen und Co.

Fisch ist bei uns Deutschen noch nie so richtig angekommen, zumindest nicht in der breiten Masse. Im Durchschnitt essen wir, laut Statistischem Bundesamt, in etwa 14 Kilogramm Fisch pro Jahr. Zum Vergleich: Fleisch kommt bei uns viermal so oft auf den Teller. Ein gesünderes Verhältnis schaffst du für deinen Körper, indem du dich an folgender Empfehlung orientierst: Iss überwiegend pflanzlich, mindestens zweimal pro Woche Fisch und nicht mehr Fleisch als Fisch.

Besonders wertvoll sind Lachs, Makrele, Hering, Sardinen und Sardellen. Sie liefern dir eine beachtliche Menge der lebenswichtigen Omega-3-Fettsäuren. Hierbei handelt es sich um fettreiche Seefische. Ihre Kollegen Seelachs, Kabeljau und Dorade sind ebenfalls sehr zu empfehlen, bringen allerdings nicht ganz so viel von der besonderen Fettsäure mit. Probiere ebenso Fische aus den heimischen Gewässern wie Forelle, Zander und Co. Sie enthalten ebenfalls weniger Omega-3-Fettsäuren, sind aber dennoch sehr wertvoll für deinen Körper.

Bist du ein Fan von Meeresfrüchten? Wenn die Antwort „ja" lautet, freue ich mich für dich, denn sie enthalten viele wertvolle Mineralstoffe und vor allem jede Menge Eiweiß, und das bei wenig Fett und fast keinen Kohlehydraten. Falls du dich bisher noch nicht so wirklich an Schalen- und Krustentiere herangetraut hast, darfst du das gerne tun. Auch dazu findest du in meiner kostenlosen Rezeptsammlung einige lehrreiche Tipps und leckere Zubereitungsmöglichkeiten.

Doch was nützen dir die wertvollsten Rohstoffe, wenn es dann an der Weiterverarbeitung mangelt. Das beste Negativbeispiel hierfür sind Fischstäbchen. Dafür werden wertvolle Edelfische aus zertifizierter Fischerei mit ungesunden, minderwertigen Produkten ummantelt und in schlechtem Fett vorfrittiert, und der eigentliche Hauptdarsteller auf deinem Teller, der Fisch, gerät dabei völlig in den Hintergrund. Deshalb hier die klare Empfehlung an dich, wie bereits beim Fleisch: Nicht großartig weiterverarbeiten, besser naturbelassen dünsten, pochieren oder kurzbraten. Ins Thema „gesunde Garmethoden" tauchen wir an späterer Stelle noch etwas tiefer ein.

Liebst du Fischstäbchen, dann mach sie dir doch lieber selbst. So weißt du genau, was drin ist, und kannst deine Panade mit weiteren wertvollen Lebensmitteln „aufpimpen“ wie beispielsweise mit Sesam, Leinsamen, Quinoa, Amarant, Kürbiskernen, Pistazien und weiteren Kernen, Nüssen und Samen. Lass deiner Fantasie freien Lauf, entwickle vielleicht sogar eine Leidenschaft dafür.

Bevor wir gleich „switchen“, möchte ich dir unbedingt diese zwei entscheidenden Merksätze mitgeben:

1. Je kleiner der Fisch, desto besser. Kleine Fische werden nicht alt und schwimmen daher nicht so lange in belasteten Gewässern. Dadurch nehmen sie im Laufe ihres Lebens weniger Schadstoffe auf, welche du am Ende mitisst und die auf diese Weise in deinem Körper landen.
2. Achte stets auf Herkunft und Qualität. Dafür gibt es gute Institutionen und Labels. Mehr dazu findest du später unter den Wissenssnacks.

nicht dienlich		dienlich
Fischstäbchen	SWITCH	Fische im Ganzen oder als Filet naturbelassen, unverarbeitet
Thunfisch, Schwertfisch, Hai	SWITCH	Lachs, Makrele, Hering, Dorade, Kabeljau, Forelle
Fischkonserven in Sonnenblumenöl	SWITCH	Fischkonserven in Olivenöl oder Aufguss

Teil 2 - Der Switch des Tages

Glückwunsch zum Erreichen des ersten Etappenziels. An dieser Stelle hast du bereits die Basics der Switch-Philosophie kennengelernt. Richten wir nun den Fokus auf deinen Tagesablauf und wenden dein erworbenes Wissen gleich in der Praxis an. Dieses Werk betrachtet sechs Mahlzeiten pro Tag. Wie viele du davon in deinen persönlichen Tagesablauf aufnehmen möchtest, entscheidest du selbst. Es müssen außerdem nicht immer dieselben sein. Allerdings möchte ich dir einen wichtigen Rat geben: Je regelmäßiger deine Mahlzeiten stattfinden, desto leichter und schneller nimmst du ab. Dass dein Körper von der Evolution auf „Überleben" getrimmt wurde – gegen diesen Urinstinkt hast du keine Chance, niemand kann diesem jahrtausendealten Prinzip entfliehen, dein Körper liebt Übergewicht. Doch es gibt eine gute Nachricht: Du kannst ihn austricksen, indem du dich besser strukturierst. Erst dann, wenn dein Körper genau weiß, zu welchen Uhrzeiten oder in welchen Zeitfenstern er Nachschub bekommt, wenn er sich also wirklich darauf verlassen kann und der Sache vertraut, wird er aufhören, Essen einzuhamstern und Fettreserven zu bilden.

Frühstück

„Das Frühstück ist die wichtigste Mahlzeit des Tages." – Dieser Spruch klingt zwar ein wenig abgedroschen, aber es ist etwas Wahres dran an ihm. Das belegen mittlerweile unzählige Studien. Bei einem Experiment wurden Probanden in drei Gruppen eingeteilt. Gruppe A hat das Frühstück ausgelassen, Gruppe B bekam die süße Variante mit Cornflakes, Cerealien, Milch, süßem Gebäck und Aufstrichen, während die Kandidaten von Gruppe C sich über ein vollwertiges, gesundes Frühstück mit einer grandiosen Auswahl an Gemüse, Vollkorngebäck, Nüssen, frischem Obst und Eierspeisen freuen durften. Am Ende des Tages wurde „abgerechnet“, mit einem erstaunlichen Ergebnis: Jeder der Teilnehmer musste genaustens aufschreiben, was er tagsüber gegessen und getrunken hatte. Anhand dieses Ernährungsprotokolls wurde ermittelt, wie viele Kalorien jeder einzelne sowie jede Gruppe tatsächlich zu sich genommen hatte. Die Gruppen A und B haben laut ihrer Bilanz unerwarteterweise 30 % mehr Energie aufgenommen als jene von Gruppe C, die sich bei ihrem ausgewogenen Frühstück ordentlich satt gegessen hatten.

Was nehmen wir aus dieser Studie mit? Wie anfangs erwähnt, geht es bei der Switch-Philosophie nicht um Kalorienzählerei, aber an dieser Stelle war dies ein hervorragendes Beispiel dafür, dass es sich lohnt, mit einem ausgewogenen Frühstück in den Tag zu starten. Zum einen beginnst du deinen Morgen mit etwas Positivem, nämlich dem Genießen, und du verwöhnst deinen Körper und Geist und streichelst zugleich deine Seele. Diese positiven Vibes nimmst du mit in deinen Tag und verteilst sie auf dem Weg zur Schule, zur Arbeit oder im Homeoffice, über das Internet, ja selbst in deinen Social-Media-Beiträgen wird sich das widerspiegeln. Darüber hinaus versorgst du dich mit allen wertvollen Nährstoffen, die du brauchst, um gesund zu bleiben, das Abnehmen zu fördern, dein Leben zu verlängern und deine Lebensqualität zu steigern.

Aus meinen jahrelangen Erfahrungen aus dem Coaching und den Rückmeldungen meiner eigenen Familie kann ich diese These überzeugt bestätigen. Die Coachees, welche sich morgens wirklich die Zeit genommen hatten, ein ausgewogenes Frühstück fest in ihren Alltag zu integrieren, haben schneller abgenommen und mir davon berichtet, dass sie energievoller durch den Tag gekommen sind und selbst abends noch genügend Power für ihr Training, Familienunternehmungen oder andere schöne Dinge gehabt haben.

Aber warum ist das so? Ganz einfach: Wenn du mit einem leckeren und vollwertigen Frühstück in den Tag startest und auch alle deine weiteren Mahlzeiten regelmäßig einnimmst, bleibt dein Blutzuckerspiegel über den gesamten Tag hinweg überwiegend konstant, und du bekommst es dadurch kaum mit Leistungsschwankungen zu tun. Sogar den lästigen Heißhunger wirst du auf diese Weise so gut wie los. Das ist eines der zehn Werkzeuge gegen

Heißhungerattacken, die anderen neun gebe ich dir noch im vierten Teil an die Hand. Das führt zu einem völlig neuen Lebensgefühl! Du bist voller Energie und leistungsstark, dein Kopf ist frei, und genau das strahlst du auch aus und wirkst so spürbar positiver und sympathischer auf dein Umfeld.

„Der Mensch ist ein Gewohnheitstier." – Also gib dir und deinem Körper ein wenig Zeit, um sich umzustellen. Nach nur zwei bis drei Wochen wird die Veränderung schon zu einer neuen Gewohnheit und später, meist nach circa drei Monaten, zur festen Routine werden. Das ist stets das Ziel – für jede neue Gewohnheit. Denn sobald sie fest etabliert ist, also zu einer automatisch ablaufenden Routine wird, musst du keinen Gedanken mehr daran verschwenden. Das kennst du bereits vom Autofahren, oder überlegst du dir heute noch bei jedem Schaltvorgang, welches Bein du als Nächstes benutzt?

Kannst du dir nicht vorstellen, gleich morgens zu frühstücken? Dafür gibt es eine Lösung: indem du dein Abendessen, sofern möglich, etwas vorverlegst. Meist genügt schon eine Stunde, und du bist morgens etwas hungrig oder kannst zumindest eine Kleinigkeit zu dir nehmen. Fang klein an und steigere das dann nach und nach. Zum Beispiel schiebst du deine letzte Mahlzeit des Tages von 19:00 Uhr auf 18:50 Uhr, am darauffolgenden Tag auf 18:40 Uhr und immer so weiter, bis du schließlich bei 18:00 Uhr angekommen bist. Welche weiteren Vorteile ein frühes Abendessen mit sich bringt, erfährst du später noch.

Bist du absolut kein „Frühstücker"? Das ist ebenfalls okay, dann machst du einfach Folgendes: Setze dir ein klares Zeitfenster für deine erste Mahlzeit, wenn möglich noch am Vormittag. Nenne sie dein „Frühstück", obgleich es eher ein frühes Mittagessen ist, und wieder hast du deinen Körper gekonnt ausgetrickst. Somit verinnerlichst du die „wichtigste Mahlzeit des Tages" und nimmst sie eben etwas später zu dir. Dein Körper gewöhnt sich an die Uhrzeit und weiß genau, dass er keine Hungersignale zu senden braucht. Das wird vor allem dann interessant, wenn du mit nur zwei bis maximal drei Mahlzeiten am Tag auskommen möchtest. Du wirst mit der Zeit merken, dass du selbst ohne das „Fastenbrechen" oder, wie man in England so schön sagt, „*breakfast*" auskommen kannst und dennoch jede Menge Energie haben wirst. Das liegt daran, dass du bei dieser Variante, wie beim Intervallfasten, deinem

Körper die anstrengende Verdauungsarbeit ersparst und er seine Power für andere Zwecke übrighat. Falls du dich bereits an das „Nichtfrühstücken“ gewöhnt hast, sehr gut, ansonsten kann es sein, dass dein Körper dir in den ersten Tagen und Wochen Hungersignale senden wird. Da musst du dann eben durch, aber es lohnt sich. Finde für dich heraus, was sich besser anfühlt, frühstücken – ja oder nein? Diese Entscheidung kann ich dir nicht abnehmen, ich kann dir jedoch versichern, dass beide Wege zum Ziel führen werden.

Kommen wir nun zum Switchen. Ein vollwertiges und ausgewogenes Frühstück besteht aus einem bunten Mix aus frischem Gemüse und Obst, Vollkornbrot oder -gebäck, fettarmem Schinken oder Käse, geräuchertem Fisch und Eiern oder, wenn du eher auf Süßes stehst, aus Haferflocken und weiteren Vollkorncerealien mit Kernen, Samen, Nüssen, einer pflanzlichen Milchalternative und eventuell stichfestem Joghurt oder Quark aus Kuhmilch. Du kannst dich natürlich ebenso für eine Kombination aus herzhaft und süß entscheiden. Mein Geheimtipp sind Gemüsesticks aus Karotten und Gurken mit Hummus. Diese orientalische Köstlichkeit gibt es im Handel in zig Varianten zu kaufen, sie liefert dir wertvolle Nährstoffe und macht dich dank ihres hohen Proteingehalts lange satt. Die Auswahl deiner Gemüsesticks kannst du nach Belieben und Saison um Paprika, Kohlrabi, Zucchini, Staudensellerie und vieles mehr erweitern.

Der Trick dabei ist, den Hummus mit Gemüse langsam und bewusst vor dem Brot zu genießen. Am besten mit einer kleinen zweiminütigen Pause dazwischen. Der Effekt: Du isst weniger bis gar kein Brot mehr. Probiere das gerne einmal aus. Falls du keine Hummusvariante findest, die dir schmeckt, kannst du als Dip genauso gut eine Frischkäsekreation nach deinem Gusto wählen, oder du machst dir deinen Quark mit etwas Salz und frischen Kräutern selbst dazu an. Hast du schon mal eine Guacamole zubereitet? Das geht schneller, als du denkst, und sorgt für wahre Geschmacksexplosionen. Hierzu nimmst du eine Avocado, halbierst sie der Länge nach, entfernst den Kern und holst mit Hilfe eines Esslöffels das wertvolle Fruchtfleisch heraus. Dieses gibst du in eine kleine Schüssel und würzt es mit etwas Salz, schwarzem Pfeffer, gemahlenem Chili und einem Spritzer Zitrone oder Limette. Dann zerdrückst du das Ganze mit einer Gabel, bis es zu einer cremigen Masse wird – fertig. Viel Vergnügen!

Eine weitere Empfehlung für dein fulminantes Frühstück ist das Ei – eines der wertvollsten Lebensmittel überhaupt. Erneut sind deiner Kreativität keine Grenzen gesetzt. Neben gekochten oder gebratenen Varianten wie Spiegel- und Rühreiern kannst du dir jeden Tag ein anderes Omelett ganz nach deinen Vorlieben zubereiten. Das Ei ist ein wahres Superfood und liefert dir neben vielen Mikronährstoffen vor allem biologisch hochwertiges Protein. Bereite dir deine Eierspeise am besten mit etwas Gemüse zu und spar dir dafür das Brot dazu ein. Du versorgst dich mit allem, was du brauchst, wirst richtig satt, und das wird lange anhalten.

Und bevor die Frage nach dem Cholesterin gleich bei dir aufploppt, kommen wir diesem weitverbreiteten Mythos zuvor: „Das Ei hat viel Cholesterin, und das wiederum ist schlecht für unseren Organismus, #cholesterinspiegel". Das stimmt nur teilweise. Denn es ist zwar richtig, dass Eier einen hohen Cholesterinanteil mit sich bringen. Dies muss sich jedoch nicht negativ auswirken. Dein Körper ist in der Lage, die Aufnahme des Lipids selbst zu steuern, kann dieses jederzeit selbstständig wieder abbauen oder für wichtige Prozesse im Körper verwenden und bei Bedarf einfach wieder loswerden, anders gesagt, ausscheiden. Zudem übernimmt das Cholesterin viele lebensnotwendige Aufgaben in deinem Körper. Es ist an der Bildung von Vitamin D beteiligt, wird zur Zellerneuerung benötigt und ist ein unersetzbarer Baustoff der Zellmembranen. Des Weiteren macht es deine Haut wasserdicht – um lediglich einige seiner Hauptfunktionen zu benennen. Es muss nicht jeden Tag Ei sein, du darfst es aber öfter in deine geregelten Mahlzeiten einbauen.

Wie beim herzhaften, so gibt es ebenfalls beim süßen Frühstück unendliche Optionen. Falls du am liebsten mit Brot oder Brötchen in den Tag startest, dann wähle einen Belag mit wenig Zucker. Den absoluten Klassiker, die Nuss-Nougat-Creme, kannst du ganz unkompliziert durch ein reines Nussmus oder einer temperierten Zartbitterschokolade austauschen. Diese Produkte werden weder mit unnötigem Zucker noch mit bösem Palmfett oder Ähnlichem gestreckt. Damit du dir die Schokolade aufs Brot streichen kannst, erhitzt du entweder dein Brot oder die Schokolade. Um das süße Verlangen zu stillen, schmierst du dir einfach noch etwas Fruchtaufstrich darüber. Es gilt wieder: je weniger Zucker, desto besser. Achte beim Einkauf darauf, dass der Fruchtanteil bei mindestens 70 % liegt. Am besten kochst du dir deine Konfitüre selbst. Das ist kein Hexenwerk, geht wirklich schnell, und du bestimmst, was hineinkommt und wie es schmecken soll.

Kochst du dir zum Beispiel eine Beerenkonfitüre, kannst du sie mit Zimt, Vanille oder Zitrone verfeinern. Ein Kirschaufstrich explodiert auf deiner Zunge, wenn du diesem ein wenig Ingwer zufügst. Lass dich im Sommer von einer Erdbeer-Rhabarber-Konfitüre erfrischen, indem du sie mit ein wenig Minze verwöhnst. Im Winter wärmt dich dein Quittengelee durch die Beigabe von Kurkuma oder Gewürzmischungen wie Lebkuchengewürz, Spekulatius oder Bratapfel. Du siehst, es gibt unzählige Möglichkeiten.

Hast du schon mal ein Vollkornbrötchen mit Erdnussbutter und Himbeerkonfitüre probiert? Wahnsinn, eine wahre Geschmacksparty, und dazu noch gesund! Eine Win-win-Situation: Körper, Geist und Seele werden Applaus klatschen und dich dafür feiern. Das gibt dir Energie und Freude, um gut gelaunt in den Tag zu starten und andere damit anzustecken. Anstelle von Brot oder Brötchen kannst du ebenso ruckzuck frische Pfannenbrote, Pancakes oder Pfannkuchen backen. Und wieder entscheidest du, was drin und dran ist. Du übernimmst die Verantwortung für dich und deine Gesundheit, #selbstwirksamkeit. Herkömmliche Pfannkuchenrezepte verwenden oftmals unnötigen Zucker, schlechte Fette und meist sehr ungesundes weißes Mehl. In meiner Rezeptsammlung findest du einige köstliche und gleichzeitig gesunde Ideen sowie wertvolle Tipps für die Zubereitung, mehr dazu im fünften und letzten Teil dieses Buches. Du wirst dich wundern, wie schnell und unkompliziert du dir in Zukunft deinen Start in den Tag versüßen wirst. Und ganz nebenbei sparst du auch noch eine Menge Geld!

Ein weiterer und allzeit beliebter Klassiker der Frühstücksküche ist das Porridge. Dazu brauchst du erst einmal nichts weiter, als Haferflocken mit kochendem Wasser zu übergießen und etwas quellen zu lassen. Die Konsistenz bestimmst du, indem du für dickeren Brei weniger und für etwas flüssigeren Brei etwas mehr Wasser verwendest. Falls du dich an dieser Stelle fragst „Wieso denn Wasser und keine Milch?“ – probier´s aus! Du brauchst keine Milch. Falls du nach dem Versuch dennoch auf deiner Milch beharrst, dann teste unbedingt mal die pflanzlichen Alternativen zur Kuhmilch aus. Die verschiedenen Varianten aus Mandeln, Haselnüssen, Kokos oder Soja verleihen deinem Porridge abwechslungsreiche Nuancen. Wechsle auch gerne mal durch. Achte allerdings bitte wie immer akribisch auf die Zutatenliste und einen geringen Zuckeranteil. Werte dein Porridge noch auf, indem du weitere Cerealien wie Vollkornflocken aus Dinkel, Gerste, Amarant, Quinoa oder Hirse hinzugibst. Darüber hinaus eignen sich Kerne und Nüsse hervorragend zum Aufpimpen. Zum Süßen verwendest du am besten reife Früchte wie frische Bananen, Äpfel oder Beeren. Trockenobst wie Feigen, Datteln, Aprikosen oder Pflaumen machen sich ebenfalls prima. Beachte hierbei bitte, von diesem eine geringere Menge als von den frischen Kollegen zu verwenden, da dem Obst durch das Trocknen oder Dörren Wasser entzogen wurde, sie dadurch einen höheren Anteil an natürlichem Zucker enthalten und aufgrund dessen über eine wesentlich höhere Süßkraft verfügen. Und wenn´s mal schnell gehen muss, dann gib einfach einen Löffel deines selbstgemachten, superleckeren und gesunden Fruchtaufstrichs mit hinein. Am Ende verleihst du deiner Kreation mit beispielsweise Zimt, Vanille oder leckeren Gewürzmischungen noch das gewisse Etwas.

Halten wir also fest: Es gibt genügend Alternativen zum gewöhnlichen belegten Brot, den Cornflakes oder einem Müsliriegel. Vor allem auf der Arbeit oder auf dem Weg dorthin verfallen wir oft den schnell greifbaren Produkten, ob vom Bäcker um die Ecke, aus dem Automaten in deiner Einrichtung oder der hiesigen Kantine. Ausgerechtet das sind oftmals die Dinge, die uns das Leben schwer machen. Die meiste Zeit unseres Lebens verbringen wir nun mal normalerweise auf der Arbeit und auf dem Weg dorthin beziehungsweise zurück nach Hause. Und gerade dort achten wir am wenigsten darauf, was wir uns einverleiben. Ist das nicht paradox? Denk mal darüber nach…

nicht dienlich		**dienlich**
mit Milch zubereitetes Porridge	SWITCH	mit Wasser zubereitetes Porridge
Smoothie	SWITCH	frisches Obst und Gemüse
Milch und Produkte aus Kuhmilch	SWITCH	Milch und Produkte aus Ziegen- oder Schafsmilch und pflanzlichen Alternativen wie Soja, Hafer, Mandel, Kokos etc.
helles Brot und helle Brötchen	SWITCH	Vollkornbrot und Vollkornbrötchen
Butter	SWITCH	Frischkäse, Halbfett-Margarine
Nuss-Nougat-Creme	SWITCH	Nussmus mit 100 % Nussanteil, zum Beispiel Haselnuss, Mandel, Cashew oder Erdnuss

Konfitüre, Marmelade, Honig	SWITCH	Fruchtaufstriche mit einem Fruchtanteil von mindestens 70 %
Wurst mit einem Fettgehalt von über 20 %	SWITCH	Schinken, Hähnchen-/ Putenbrust- oder Aufschnitt aus kaltem Braten
Käse mit einem Fettgehalt von über 40 %	SWITCH	Käse, Fettgehalt maximal 40 %, besser weniger
belegte Brote oder Brötchen	SWITCH	Eierspeisen, zum Beispiel Rührei oder Omelett mit Gemüse, gekochte Eier, Gemüsesticks mit Hummus
süße Stückchen, Kuchen und Co.	SWITCH	wenig gesüßtes Pfannenbrot, Pancakes, Pfannkuchen mit Mehl aus Hülsenfrüchten oder Vollkorngetreide
Fruchtjoghurts oder Ähnliches	SWITCH	Naturjoghurt, Quark Magerstufe oder Skyr, auch pflanzliche Alternativen, mit frischen Früchten

Zwischenmahlzeit

Wie der Name schon sagt, handelt es sich hierbei um eine „kleinere Geschichte“, um lediglich die Zeit bis zum Mittagessen zu überbrücken. Falls du deinen Tag bereits mit einem ausgiebigen Frühstück gestartet hast oder das Zeitfenster zwischen Frühstück und Mittagessen eher gering ist, also weniger als fünf Stunden beträgt, darfst du dir diese Mahlzeit sparen. Es ist essenziell, deinem Körper mehrere Stunden für die Verdauungsarbeit Zeit zu geben und anschließend den Verdauungsapparat ruhen zu lassen. Diese stark unterschätzte, aber so bedeutsame Phase unterbrichst du bereits mit einer Kleinstmenge an Zucker wie beispielsweise einem Milchkaffee oder Ähnlichem. Daher mein Tipp: Wenn möglich, zwischendurch nichts kalorienhaltiges essen oder trinken. Das hat einen wahnsinnig hohen und völlig unterschätzten Effekt. Du wirst das sehr schnell herausfinden und zu schätzen lernen. Das Resultat ist eine schlankere Figur, weniger Gewicht auf deiner Waage und erheblich mehr Energie für andere Dinge.

Falls du nun die lange Durststrecke bis zur nächsten Mahlzeit nicht durchhältst oder du tatsächlich etwas Energie benötigst, insbesondere für deine Arbeit oder eine Trainingseinheit, dann greif auf die breite Auswahl des oben beschriebenen Frühstücks zurück. Die Menge sollte jedoch deutlich geringer sein. Halte dich fern von irgendwelchem unnötigen Süßkram vom Bäcker, aus dem Automaten oder der Kantine. Nimm dir lieber selbst etwas Dienliches mit, ganz nach der Switch-Philosophie. Hervorragende Snacks sind Nüsse, frisches Obst sowie gesunde Energieriegel, Powerballs, Cracker und weiteres Gebäck mit hohem Vollkornanteil, Haferflocken oder Hülsenfrüchten. Meine cleveren und beliebten Rezeptideen für Energie- und Eiweißriegel teile ich sehr gerne mit dir. Darauf komme ich später zurück.

nicht dienlich		**dienlich**
Schokoriegel, Gummibärchen etc.	SWITCH	Studentenfutter, unbehandelte Nüsse, Kerne-Mix
Smoothie	SWITCH	frisches Obst oder Gemüse
Kekse, Schokoriegel, Müsliriegel, Süßkram	SWITCH	selbstgemachtes und wenig gesüßtes Gebäck wie Cracker, Energie- und Eiweißriegel etc.

Mittagessen

Nun dürfte es auf deinem Chronografen oder Zeitschreiber bereits 12 Uhr sein. Zeit zum Mittagessen, richtig? – Falsch! Wie wäre es, wenn du in Zukunft nicht nach Uhrzeiten isst, sondern mehr auf deinen Körper hörst und nur dann etwas zu dir nimmst, wenn du wirklich Hunger hast? Natürlich funktioniert das nur, wenn du auf der Arbeit flexible

Pausen hast. Dein Körper liebt Regelmäßigkeiten, sie geben ihm Sicherheit. Wie bereits vorhin erwähnt, nimmst du besser und schneller ab, indem du deine Essenszeiten planst und regelmäßig durchziehst. Damit ist jedoch nicht gemeint, dass du täglich um Punkt 12 Uhr zu Mittag isst, sondern vielmehr, dass du dich an gewisse Zeitfenster gewöhnst. Das macht es viel leichter und entspannter. Es genügt also ein bestimmtes Zeitfenster. Für dein Mittagessen könnte das beispielsweise zwischen 12 und 14 Uhr sein. Keine Sorge, die Spanne wird im Laufe der Zeit automatisch kleiner, da sich dein Körper immer mehr daran gewöhnen wird. Und das ist auch gut so.

Mahlzeiten auszulassen, gestaltet sich wiederum schwierig für dich. Das wird dich dein Körper sehr schnell spüren lassen und dir entsprechende Signale senden. Diese kennst du unter dem Namen „Heißhunger“. Einmal in diesen Teufelskreis hineingetappt, kommst du so schnell nicht wieder heraus. Vermeide also Unregelmäßigkeiten und setze dir gezielt Zeitfenster von 60 bis 90 Minuten, in denen du deine Mahlzeiten zu dir nehmen möchtest. Dein Körper wird es dir danken und dich zwischendurch künftig in Ruhe lassen. Dies sollte unbedingt auf Gegenseitigkeit beruhen. Das heißt, dass du ihn im Gegenzug nach der Verdauungsarbeit nicht mit neuen Aufgaben stresst, wie beispielsweise einer Kaffeespezialität mit Milch und Zucker oder irgendwelchen Snacks. Es kann unter Umständen zwei bis drei Wochen dauern, bis du dich umgestellt hast und bis sich Körper und Geist auf das neue System einlassen und ihm Vertrauen schenken werden. Halte durch, es lohnt sich!

Ein weitverbreiteter Irrglaube ist es, auf seinem Teller jedes Mal Fleisch, Gemüse und Sättigungsbeilagen wie beispielsweise Nudeln, Reis oder Kartoffeln haben zu müssen. Als wir noch Kinder waren, haben wir oft Phasen gehabt, in denen wir bestimmte Lebensmittel besonders häufig und viel zu uns nahmen, andere wiederum gar nicht. Ich kann mich noch gut daran erinnern, wie ich wochenlang nur Fleisch gegessen habe. Kennst du das ebenfalls? Meine Eltern sagten dann immer: „Junge, du musst auch deine Nudeln und das Gemüse essen.“ Oder kennst du diesen Spruch: „Nur, wenn du deinen gesamten Teller, also das Fleisch, die Nudeln und das Gemüse aufisst, dann wirst du groß und stark! Dann scheint morgen wieder die Sonne!“

– und so weiter? Das sitzt heute noch fest in uns drin. Davon darfst du dich lösen. Vielleicht hast du bereits eigene Kinder und bist gerade dabei, die Erfahrung zu machen, dass sie selbst bestimmen wollen, was sie essen und was nicht. Sehr gut. Gib ihnen etwas mehr Spielraum. Kinder essen und trinken noch intuitiv. Sie sind noch nicht von unserer Erziehung eingeschränkt worden. Klingt hart, ist aber so. Das heißt jetzt natürlich nicht, dass sie sich tonnenweise Süßkram reinschieben dürfen, sondern eher, dass sie sich und wir auf ihren Instinkt vertrauen dürfen. Wenn dein Kind beispielsweise eine Woche lang nur Fleisch isst, dann hat das seine Gründe. Es benötigt für die anstehende Wachstumsphase eben bestimmte Nährstoffe. Mein Tipp: Richte das Essen für deine Familie am besten als eine Art Buffet an. Stell alle Komponenten separat auf den Tisch und schau, was passiert. Dein Kind nimmt sich schon das, was es braucht, und wird zudem andere Lebensmittel probieren, weil es selbst darüber bestimmen darf. Dafür brauchen alle Beteiligten ein hohes Maß an Geduld und Fingerspitzengefühl. Das gleiche Prinzip solltest du künftig ebenso bei dir anwenden: Hör also mehr auf dein Bauchgefühl und weniger auf die ungesunden und schlecht kombinierten Speisen und Produkte auf der Karte deiner Kantine oder des Restaurants oder auf das Marketing im Einzelhandel.

Und noch ein entscheidender Tipp für dich: Sorge dafür, dass die Hälfte deines Tellers immer aus Gemüse besteht. Das macht dich schneller satt, es passen nicht mehr so viele Dickmacher und ungesunder Kram in deinen Bauch, und du versorgst dich mit essenziellen Nährstoffen und Ballaststoffen. Letztere fördern deine Verdauung und dienen deinem Mikrobiom als Nahrung. Geht es deinem Mikrobiom gut, dann geht es dir ebenfalls gut. Dieses Wunderwerk der Natur befindet sich in deinem Dickdarm. Es ist eine Ansammlung von circa 100.000.000.000.000, also einhundert Billionen Bakterien, mit denen wir in Symbiose leben und die viele lebensnotwendige Aufgaben für uns übernehmen. Das sind 150-mal mehr, als wir Menschen Gene in uns tragen, 1,3-mal so viel, wie wir an Körperzellen besitzen, und macht knapp zwei Kilogramm unseres Körpergewichts aus. Grob gesagt bestimmen diese Bakterien, wie es uns geht. Sie sind an der Herstellung von Vitaminen beteiligt, wehren Krankheitserreger ab und stellen sogar ungefähr 70 % unseres Immunsystems dar. Und noch eine unfassbare Zahl hinterher: Wissenschaftler vermuten, dass 90 % aller bekannten Krankheiten auf ein geschwächtes Mikrobiom zurückzuführen sind. Es gibt circa 30.000 verschiedene Stämme. Je größer die Vielfalt auf deinem Speiseplan, desto größer die Vielfalt in deinem Darm, desto besser für deine Gesamtverfassung. Erst, wenn dein Darm fit ist, kann es auch der Rest deines Körpers sein und damit ebenso dein Geist.

Wenn du dir nun vornimmst, zu jeder Mahlzeit mehr Gemüse zu essen, dann beschränke dich nicht auf die „üblichen Verdächtigen“, sondern genieße so breit wie möglich. Wir haben das Glück, aus einem riesigen Angebot im Supermarkt auswählen zu dürfen. Nutze dies. Der Durchschnittseuropäer isst am Tag gerade mal zwölf verschiedene Gemüse- und Obstsorten. Das ist langweilig und traurig, vor allem für dein Mikrobiom. Die Erde hält für uns über 200.000 essbare Pflanzen bereit, und wir konsumieren davon nur zwölf – verrückt, oder? Mein Tipp: Sei stets offen für Neues, probiere jede Woche Lebensmittel aus, die du noch nicht kennst. Nutze die Vielfalt dieses Planeten.

Betrachten wir ein Beispiel: Du startest den Tag mit Hummus und Sticks aus Karotten, Kohlrabi und

Gurken. Als Zwischenmahlzeit gönnst du dir eine Banane und einen Haferriegel. Zum Mittag gibt es ein leckeres Linsengericht mit Zwiebeln, Spinat, Brokkoli, Zucchini und Pilzen. Als Nachmittagssnack genügt dir ein Apfel und eine Handvoll Nüsse. Zum Abend machst du dir einen bunten Salatteller, bestehend aus verschiedenen Blattsalaten in Essig-Öl-Dressing, dazu Tomaten, Paprika und Kerne. Als Spätmahlzeit genießt du noch einen Soja-Skyr mit Beeren. Herzlichen Glückwunsch, du hast heute deine Vielfalt gegenüber dem Durchschnitt mehr als verdoppelt! Okay, das waren jetzt sechs Mahlzeiten. Doch du kannst diese Zutaten ebenso gut auf drei bis vier Mahlzeiten verteilen. Und morgen setzt du deinen Speiseplan aus anderen Gemüse- und Fruchtsorten zusammen. Übrigens war der heutige Tag sogar vegan und du hast dich trotzdem mit allen wichtigen Nährstoffen versorgt! Am zweiten Tag baust du mageres Fleisch aus der Haltungsform 4 ein. Der dritte Tag beginnt mit einer leckeren Bio-Eierspeise. Am vierten Tag verwöhnst du deinen kulinarischen Gaumen mit Pecorino-Käse. Am fünften gönnst du dir eine Fischspezialität, und immer so weiter. Du siehst, worauf ich hinaus möchte.

nicht dienlich		dienlich
Nudeln, Reis	SWITCH	Jede Art von Gemüse, Kichererbsen, Linsen, Bohnen, Erbsen, Kartoffeln, Süßkartoffeln, Maniok, Mais
Nudeln aus Hartweizengrieß	SWITCH	Nudeln aus Kichererbsen, Linsen, Bohnen oder Dinkelvollkorn
weißer Reis	SWITCH	Naturreis, Vollkornreis
Pommes Frites, Bratkartoffeln	SWITCH	Gekochte Kartoffeln, Im Ofen gebackene Kartoffeln
Couscous	SWITCH	Bulgur, Quinoa, Hirse, Amarant
Schnitzel, Chicken-Nuggets und weiteres paniertes Fleisch	SWITCH	Steaks natur

Fleischgerichte	SWITCH	Gerichte mit Soja-Granulat, Soja-Geschnetzeltem, Tofu, Jackfrucht, veganem Hack
Saucen	SWITCH	saftige Beilagen, viel Gemüse
Backfisch, Fischstäbchen	SWITCH	ganze Fische oder Fischfilets natur
Pizza	SWITCH	Salatteller mit etwas Pizzabrot als Beilage, Teig aus Kichererbsen- oder Dinkelvollkornmehl
Burger	SWITCH	Burger im Vollkorn-Bun, ohne Bun, fettarmer Patty oder veganer Patty

Nachmittagssnack

Willkommen im berühmten Mittagstief beziehungsweise dem sogenannten Nachmittagsloch. Wer kennt es nicht: Nach dem meist zu üppigen und schweren Mittagessen sinkt unsere Leistungskurve stark ab, und wir würden uns am liebsten auf die Coach legen. Aber warum ist das so? Ganz einfach: Dein Körper geht während des Mittagessens in den Verdauungsmodus über und konzentriert all seine Kräfte so lange darauf, bis alles verstoffwechselt wurde. Und genau dieser Prozess kann einige Stunden in Anspruch nehmen, je nachdem, wie deine Mahlzeit davor ausgefallen ist. Deshalb sei an dieser Stelle nochmals gesagt: Gestalte dein Mittagessen so leicht du kannst. Selbst in den Betriebskantinen ist das mittlerweile angekommen, und die Betriebe bieten ihren Mitarbeitern und Gästen leichte Alternativen zu Currywurst und Schnitzel mit Pommes an.

Wie du sonst noch deinem Leistungsabfall am Mittag entgegenwirken kannst, verrate ich dir später. Wichtig ist es zu verstehen, dass die Verdauungsarbeit, die dein Körper leisten muss, ein wahrer Kraftakt ist, daher alles andere vernachlässigt wird und du wie in eine Art Energiesparmodus fällst. Also, was passiert, wenn du nun etwas isst, weil du wie die meisten Menschen immer noch glaubst, dass dir jetzt ein kleiner Snack etwas neue Energie liefert und dich wieder in Schwung bringt? Du ahnst es sicherlich schon! Für deinen Körper ist diese Zwischenmahlzeit eine weitere große Arbeitsaufgabe. Das ist in etwa so wie mit deiner To-do-Liste: Du hast gerade mühevoll zwei Dinge abgearbeitet – und schon kommen fünf neue dazu. Alles andere als motivierend und leistungsfördernd, oder?

Das soll jetzt jedoch nicht heißen, dass eine Zwischenmahlzeit am Nachmittag völlig unnütz ist. Wenn du einer körperlich anstrengenden Arbeit nachgehst oder dir deine Trainingseinheit auf den späten Nachmittag, gleich nach Feierabend, gelegt hast, macht es durchaus Sinn, deinem Körper noch etwas Energie mitzugeben. Ansonsten hier mein Tipp: Gestalte dein Mittagessen etwas leichter und versuch, den Nachmittagssnack einfach wegzulassen beziehungsweise langsam auf null herunterzufahren. Kaffee und Kuchen waren gestern. Wir alle wissen, wie sich dieses in den Siebziger- und Achtzigerjahren eingeschlichene Volksritual auf uns und unsere Figur ausgewirkt hat. Das gilt vor allem für den Milchkaffee und all die anderen gezuckerten Getränke. Dieses Vorhaben wird die ersten zwei Wochen etwas hart sein, lohnt sich jedoch. Du wirst künftig mehr Energie haben, weil du weniger Energie aufnimmst. Klingt kontrovers, funktioniert aber, das verspreche ich dir.

Ein weiterer Mythos ist die Wirkung des „Traubenzuckerle“. Du kennst es vielleicht unter dem Namen „Dextro Energy“. Ein bereits zu meiner Schulzeit sehr beliebter Brauch war es, sich vor der Mathearbeit oder irgendwelchen Tests noch eben eins davon in den Mund zu stecken. Damals wie heute werfen sich viele Schüler diesen Energie-Booster ein, um ihre Konzentration und Leistung zu steigern. Mittlerweile verspricht eine breite Auswahl an Energydrinks denselben Effekt, nämlich dich wieder hochzupuschen. Vor diesem raffinierten Marketingtrick möchte ich dich in Zukunft bewahren. Denn dieser Effekt ist lediglich von kurzer Dauer, und danach sinkt deine Leistungskurve rapide ab, meist auf ein tieferes Niveau als zuvor. Ein Beispiel: Wenn du Traubenzucker oder einen gezuckerten Energydrink konsumierst, dann ist das so, wie wenn du mit deinem Auto auf dem Nachhauseweg deinen zur Hälfte gefüllten Tank an der Tankstelle auffüllst, um schneller nach Hause fahren zu können – völlig überflüssig. Glukose, also Zucker, ist zwar der Treibstoff für dein Gehirn, du wirst allerdings durch einen zusätzlichen Konsum bei der Mathearbeit oder welcher Aufgabe auch immer deswegen nicht schneller, besser oder komplexer denken können.

Dein Körper ist ein Wunderwerk und verfügt über viele eingebaute Glukosespeicher, damit dir die Energie niemals ausgeht. Dieses Glykogendepot wird ständig und völlig automatisiert aufgefüllt, entweder durch Nahrungsaufnahme und den dadurch erforderlichen anabolen Stoffwechsel oder aber durch den katabolen Stoffwechsel, bei dem dein Körper bestehende Reserven freisetzt und verwertet. Ein untrainierter Mensch speichert circa 100 Gramm Glykogen in seiner Leber und 300 Gramm in den Muskeln. Du siehst also, das aus Traubenzucker aufgebaute Glykogen ist für den Regelbetrieb immer in ausreichender Menge verfügbar. Um deinen „Tank" oder, besser ausgedrückt, deine „Batterie" leer zu bekommen, müsstest du schon fast einen gesamten Marathon laufen.

Lass dich nicht von irgendwelchen Marketingtricks einfangen, wie beispielsweise den High-Protein-Produkten. Wer kennt sie nicht, die Supermarktregale sind voll davon. Sie verkaufen sich nahezu von allein. Aber wenn du mal genauer hinschaust, haben die meisten dieser Artikel nicht wirklich mehr Eiweiß als natürliche Lebensmittel wir Quark, Kefir oder Frischkäse. Der große Haken an diesen Produkten ist, dass sie viele weitere ungesunde Stoffe wie Farb-, Konservierungs- und Aromastoffe enthalten und vor allem sehr viel Zucker und Süßstoffe.

Halte dich besser an natürliche Produkte oder bereite dir deinen Riegel oder Shake selbst zu. Sichere dir die damit verbundenen fünf grandiosen Vorteile: Erstens weißt du genau, was drinsteckt, und kannst es zweitens nach deinen Vorlieben und deinem Geschmack gestalten. Drittens sparst du jede Menge Geld, denn die verarbeiteten Produkte sind sehr hochpreisig. Viertens macht es Riesenspaß, und fünftens entwickelst du dich und deine Fähigkeiten weiter.

Einen Eiweißshake kannst du dir mit wenigen Zutaten mühelos selbst mixen. Hierzu empfehle ich dir Eiweißpulver aus Reis, Hanf oder Hülsenfrüchten in Bio-Qualität, und das am besten noch aus Deutschland oder zumindest aus der EU. Dazu verwendest du entweder Wasser oder pflanzliche Milch und süßt das Ganze, wenn überhaupt, mit frischen reifen Früchten. Sei clever und nutze den Trick mit den reifen Früchten wie beispielsweise einer Banane ebenfalls gerne für deine Eiweiß- und Energieriegel oder weiteres Gebäck für zwischendurch. Schaffe dir einen Vorrat an unbehandelten Nüssen, Kernen und getrockneten Früchten an, dann hast du immer etwas Gesundes mit viel Power griffbereit, kannst variieren und, wenn du möchtest, jeden Tag neue Kombinationen ausprobieren. Hier noch ein Tipp: Am besten deckst du deinen täglichen Eiweißbedarf in etwa je zur Hälfte aus pflanzlichem und tierischem Protein.

Fassen wir noch einmal zusammen: Ein Snack am Nachmittag macht nur dann wirklich Sinn, wenn du aufgrund hoher körperlicher Anstrengung viel Energie benötigst. Das ist bei anstrengender körperlicher und geistiger Arbeit oder bei intensivem Training der Fall. Unabhängig davon sollte sich dein Mittagessen stets leicht gestalten. Vermeide jede zusätzliche unnötige Verdauungsarbeit für deinen Körper, und du wirst mehr Energie für andere Dinge übrighaben. Gute Snacks sind frisches Gemüse oder Obst wie beispielsweise Karotten, Gurken, Äpfel, Bananen und was die Saison sonst noch so gerade hergibt. Einen passenden Saisonkalender findest du im dritten Teil des Buches. Superpraktisch, weil du sie überall mit hinnehmen kannst und sie nicht gekühlt werden müssen, sind unbehandelte Nüsse oder Trockenfrüchte – diese jedoch bitte immer mit Bedacht genießen, also Vorsicht mit der Menge, da beide hochkonzentrierte Lebensmittel sind. Gesundes Gebäck sind Dinkelvollkorn-Cracker, Vollkornknäckebrot mit Saaten oder die klassischen Energie- und Eiweißriegel oder aber -shakes. Hierbei ganz besonders achtgeben, denn über 80 % der Produkte im Handel sind viel zu süß, enthalten Zucker oder böse Zuckeraustauschstoffe und Süßstoffe sowie weitere unnötige Zusatzstoffe, die eher schlecht als recht sind.

nicht dienlich		**dienlich**
Schokoriegel, zum Beispiel Snickers, Milchschnitte und Co.	SWITCH	Schokolade mit einem Kakaoanteil von mindestens 70 %, besser 85 %
Süßigkeiten wie Gummibärchen etc.	SWITCH	Studentenfutter, frisches Obst oder Gemüse, unbehandelte Nüsse

Kuchen oder süßes Gebäck	SWITCH	Kekse und Cracker aus Vollkorn und Hülsenfrüchten
Proteinriegel	SWITCH	selbstgemachte Riegel, Quark oder Soja-Skyr mit frischen Früchten, Nüssen und Kernen
Proteinshakes	SWITCH	Kefir oder selbst hergestellte Shakes mit hochwertigem Protein

Abendessen

Die letzte oder vorletzte Mahlzeit des Tages sollte etwas leichter als das Mittagessen ausfallen. Je nachdem, ob du anschließend noch ins Fitnessstudio gehst oder dich anderweitig bewegen möchtest, darfst du nochmal einige Kohlehydrate mit einbauen, ansonsten, falls dein Abend aus Couch und Netflix besteht, reduzierst du diese auf ein Minimum oder lässt sie besser gleich ganz weg. Du brauchst sie, einfach gesagt, für die letzten Stunden des heutigen Tages nicht mehr. Wie vorhin erläutert, besitzt du noch genügend Energie in deinen Zwischenspeichern, der Leber und der Muskulatur.

Hier darfst du dich gerne von der veralteten „Vesper-Mentalität“ entfernen und auf neue, moderne und leckere Gerichte switchen. Anstelle von belegten Broten kreierst du dir eine köstliche Gemüsepfanne mit einem wertvollen Eiweißlieferanten wie beispielsweise magerem Fleisch, Fisch und Meeresfrüchten, Eiern, Hülsenfrüchten, Tofu, Nüssen oder leichtem Käse. Die Kombinationsmöglichkeiten sind nahezu unerschöpflich. Mit verschiedenen Gewürzen sorgst du am Ende noch für anspruchsvolle Abwechslung und gibst deinen Kreationen bestimmte Richtungen, mal mediterran, asiatisch, kreolisch und viele mehr – oder deine persönliche Note. Und wieder einmal werden Körper, Seele und Geist dich dafür hochleben lassen, im besten Fall ebenso deine Liebsten!

Allein durch unterschiedliche Schnittgrößen und -Formen bei deinem Gemüse änderst du das Geschmackserlebnis. Probiere es gerne aus und finde deine persönlichen Favoriten. Mach es einfach mal wie die Südländer, schnipple deine Zutaten sehr grob, brate sie in der Pfanne mit etwas Olivenöl kurz von beiden Seiten an und mariniere sie lediglich mit etwas Balsamicoessig, Salz und frischgemahlenem schwarzen Pfeffer. Füge noch frische Kräuter hinzu, mmmmhhhh! Soll die Küche kalt bleiben, greifst du auf die Auswahl vom Frühstück zurück oder zauberst dir leckere Rohkostsalate aus Möhren, Gurken, Tomaten und Co. Auch dabei unterstützt dich meine Rezeptsammlung mit zahlreichen Inspirationen, die du spielend leicht umsetzen und sehr unkompliziert in deinen Alltag integrieren kannst.

Verbinde bewusst, vor allem abends, das Zubereiten der Speisen mit gemeinsamer Aktivität mit deiner Familie oder deinen Freunden. Das ist für alle ein Riesenmehrwert und sorgt für äußerst viel Spaß und neue Ideen. Ganz nach dem Motto „Viele Hände, schnelles Ende!“ ist dann die Küche gleich wieder sauber, und es bleibt mehr Zeit für die wichtigen Dinge im Leben, das Genießen, den gemeinsamen Austausch und das Entstehen unvergesslicher Erinnerungen.

Da abends meist mehr Zeit zum Kochen bleibt, kannst du die Mahlzeit in mehrere Gänge aufteilen, beispielsweise kalte oder warme Vorspeisen, dann eine Suppe, anschließend das Hauptgericht und zum Abschluss noch etwas Süßes. Dies gilt selbstverständlich ebenso für das Mittagessen, sofern ausreichend Zeit dafür da ist. Achte darauf, dass du, je mehr Gänge du einbaust, die Portionsgrößen entsprechend verkleinerst. Dein Menü könnte in etwa so aussehen: vorweg knackige Blattsalate mit gehobelten Radieschen und Möhren, Balsamico-Dressing und gerösteten Kernen, anschließend eine Suppe aus püriertem saisonalem Gemüse wie Pastinake, Spargel, Zucchini, Paprika oder Kürbis, im Hauptgang eine „schnelle“ Pilzpfanne aus Champignons und Austernpilzen mit Brokkoliröschen und Tomatenwürfeln, Kichererbsennudeln und etwas geriebenem italienischem Hartkäse, gerne Pecorino, und zum Dessert Magerquark mit frischen Heidelbeeren und einigen Walnüssen. Hierbei ist das oberste Gebot: Nimm dir Zeit für das Zubereiten und noch mehr fürs Genießen.

nicht dienlich		**dienlich**
Abendbrot, Vesper, belegte Brote	SWITCH	Gemüsesticks mit Hummus oder Frischkäse
Pastagerichte mit Nudeln aus Hartweizengrieß	SWITCH	Nudeln aus Hülsenfrüchten und Dinkelvollkorn oder Linsen, Kichererbsen, Bohnen und Erbsen
asiatische Gerichte mit weißem Reis	SWITCH	Vollkornreis, Naturreis, Hirse, Quinoa oder einfach viel Gemüse

Spätmahlzeit

Das ist jetzt aber die allerletzte Mahlzeit, okay? Ich zum Beispiel gönne mir jeden Abend auf der Couch noch einen Quark oder Soja-Skyr mit frischem, kleingewürfeltem Obst und danach noch eine

Rippe dunkle Schokolade mit einem Kakaoanteil von 85 oder 90 % oder sogar mehr. Aber ich muss dazusagen, dass ich mich viel bewege, den gesamten Tag über. Und das ist mein absolut wichtigster und allerliebster Tipp, den ich dir ans Herz legen möchte: Je mehr du dich bewegst, umso mehr Muskeln baust du auf und umso mehr Energie verbrennt dein Körper sogar im Ruhezustand, also selbst dann, wenn du gar nichts machst, und umso besser funktioniert dein ganzer Stoffwechsel. Das heißt: Je mehr du dich bewegst, desto mehr darfst du genießen und desto mehr kannst du essen und trinken, ohne dir jemals darüber Gedanken machen zu müssen. So erreichst du dein Wunschgewicht, hältst deine Traumfigur, bist attraktiv, schmerzfrei und leistungsstark. Und genau darum geht es bei der Switch-Philosophie. Sobald du nach und nach das System verinnerlicht hast und dieses wirklich lebst, kannst du dich auf deinen neuen Lifestyle verlassen und bist endlich FREI. Das ist die größtmögliche Form von Lebensqualität.

Ein weiterer hilfreicher Trick im Kampf gegen das Hüftgold ist, die Blutzuckerwirksamkeit im Auge zu behalten. Dazu haben Forscher vor einiger Zeit den sogenannten Glykämischen Index entwickelt, welcher später, um es für den Verbraucher leichter zu machen, in die Glykämische Last übertragen wurde. Je geringer die Glykämische Last eines Lebensmittels, desto weniger und langsamer steigt der Blutzuckerspiegel an. Demnach gilt sie als Indikator für den ausgelösten Insulinbedarf.

Laut Kohlehydrat-Leitlinie der Deutschen Gesellschaft für Ernährung kann eine Ernährungsform mit niedriger Glykämischer Last dazu beitragen, dem Risiko vorzubeugen, bestimmte Krankheiten wie Adipositas, Diabetes, Herz-Kreislauf-Erkrankungen, Darmkrebs und viele weitere Erkrankungen zu entwickeln. Des Weiteren unterstützt du damit deinen Körper im Kampf gegen überschüssige Pfunde sowie beim Erhalt eines gesunden Stoffwechsels und dem Halten deines Wunschgewichts.

Im nächsten Teil der „Switch-Bibel“ findest du weitere hilfreiche Informationen zu dem Thema, welches ebenfalls unter dem Namen „Glyx-Diät“ bekannt wurde und die Medien gefüllt hatte. Passend dazu gebe ich dir noch eine Übersicht mit den am häufigsten verzehrten Lebensmitteln und ihrer

Glykämischen Last an die Hand. Dort kannst du immer wieder nachschlagen, wenn du dir bei dem einen oder anderen Lebensmittel unsicher bist. Um das Ganze jedoch nicht noch komplizierter zu machen, als es ohnehin schon ist, habe ich für dich das Thema „Blutzuckerwirksamkeit“ in das Switch-Konzept miteinfließen lassen. Wesentlich für dich zu wissen ist einfach, deinen Speiseplan so zu gestalten, dass du Lebensmittel mit einer hohen Glykämischen Last reduzierst oder sie lediglich in Kombination mit gesunden Fetten und Eiweißen sowie Ballaststoffen zu dir nimmst. Dies gilt vor allem für das Abendessen und für die Spätmahlzeit. Ein weiterer nützlicher Trick fürs Abnehmen ist es, fünf Stunden vor dem Schlafengehen keine Lebensmittel mehr zu sich zu nehmen, die eine Glykämische Last von mehr als 11 aufweisen, wie beispielsweise reife Bananen, Mangos und weitere Südfrüchte.

nicht dienlich		**dienlich**
Gummibärchen	SWITCH	Trockenfrüchte
Banane, Mango und weitere Südfrüchte	SWITCH	Apfel, Birne und Beeren
Kartoffelchips, frittiert oder gebacken	SWITCH	Chips aus Linsen, Kichererbsen oder Hummus, am besten gebacken, nicht frittiert
Fruchtjoghurt, Pudding, Cremes, Dessertzubereitungen	SWITCH	Quark Magerstufe oder stichfester Naturjoghurt mit frischen Früchten
Schokolade, Schokoriegel und Co.	SWITCH	Schokolade mit einem Kakaoanteil von mindestens 70 %, besser 85 %

Teil 3: Kostbare „Wissenssnacks“

Clevere Einkaufstipps

Regel Nummer eins: „Gehe niemals hungrig einkaufen!“ Diese altbekannte Weisheit gilt nach wie vor. Wenn du hungrig bist, schaltet dein Hirn auf Jagdmodus um, deine Vernunft und dein logisches Denken machen erstmal Pause, und deine Instinkte aus der Urzeit treffen auf aktuelle, bis ins Detail ausgeklügelte Vertriebsstrategien. Kurz gesagt: Die Marketingfalle schnappt zu, und du hast keine Chance zu entkommen. Jede Menge Ungewolltes und leider auch Ungesundes landen in deinem Einkaufswagen und somit früher oder später in deinem Magen beziehungsweise Körper.

Eine der maßgeblichsten Erkenntnisse, welche mir mein Ausbilder im Lehrgang zum zertifizierten Ernährungscoach und -therapeuten beibrachte, war, dass ein Nahrungsmittel ein verarbeitetes Lebensmittel ist. Wieso ist das so bedeutungsvoll? Nun, wenn jemand etwas (ver)arbeitet, bekommt er dafür einen Energieausgleich, meist in Form von Geld. Das bedeutet, jedes Mal, wenn du im Laden ein Nahrungsmittel kaufst, bezahlst du jemand anderen dafür, dass er das Lebensmittel bereits für dich verarbeitet hat. Zu welchem Grad, spielt erstmal keine Rolle. Hier ein Beispiel: Ein angemachter Karottensalat mit einem Gewicht von 300 g kostet im Handel durchschnittlich 1,99 €. Ein ganzes Kilo frische Karotten kostet dich gerade mal 89 Cent. Umgerechnet auf 300 g fertigen Salat sind das rund 30 Cent. Hinzu kommen jetzt noch die Zutaten, welche aus den rohen, geschälten und geraspelten Karotten einen fertigen Salat machen, wie Essig, Öl, Salz und Pfeffer. Dafür veranschlagen wir realistische 50 Cent und kommen somit auf einen Gesamtbetrag von 0,80€ für deinen Salat. Anders ausgedrückt sind das gerade mal 40% von den 1,99€ und 1,20€ weniger, als du für das Convenience-, also für das Fertigprodukt bezahlt hättest. Diese 60% gehen für Herstellung, Lieferung, Verpackung, Haltbarmachung, Werbung und so weiter drauf. Angenommen, du kaufst in Zukunft keine Nahrungsmittel mehr ein, sondern nur noch Lebensmittel. Dann würdest du für deinen Einkauf weniger als die Hälfte bezahlen als bisher. In Zahlen ausgedrückt würde das bedeuten, dass du statt 100 € für deinen Einkauf letztlich nur 40 € bezahlst. Zugegeben, diese Rechnung ist etwas banal, und du hast nicht immer die Zeit, alles selbst zubereiten zu können. Aber du siehst, worauf ich hinauswill, oder?

Das oberste Ziel der Hersteller von Fertigprodukten ist deren Marge. Wie der Kaufmann schon immer sagte: „Der Gewinn liegt im Einkauf!" Das bedeutet, dass die eingesetzten Rohstoffe so billig wie möglich und daher meist von minderwertiger Qualität sind, damit am Ende der größtmögliche Gewinn herauskommt. Und das führt uns zu deinen wahrhaftigen Vorteilen, wenn du dich selbst an den Herd stellst beziehungsweise in die Küche. Du bestimmst, was in deine Gerichte gelangt und damit über Qualität, Optik und Geschmack. So entgehst du außerdem der Gefahr von versteckten Fetten und Zucker. Die eingesparte Marge ist dein eigener Gewinn. Und das Beste daran: Du entwickelst deine Fertigkeiten stetig weiter. Von Mal zu Mal wirst du immer besser in dem, was du tust, du kannst dich selbst verwirklichen und dich immer wieder neu erfinden.

Entlarven wir nun die Psychotricks der Händler, welche du in Zukunft gekonnt umgehen wirst. Schreib dir stets einen Einkaufszettel, damit du ausschließlich das kaufst, was du wirklich benötigst. Stell ihn so zusammen, dass er dich auf kürzestem Weg durch die Filiale schleust. Konzentriere dich genau auf das, was draufsteht. Halte niemals an unnötigen Stellen wie beispielsweise Wühltischen mit Aktionsware oder Ähnlichem an. Die Händler haben ihre Märkte bewusst konzipiert, um dich auszubremsen und dich abzulenken. Je länger du dich im Laden aufhältst, umso mehr kaufst du ein. Je größer dein Einkaufswagen ist, desto mehr Artikel werden darin landen. Am besten nimmst du gar nicht erst einen Wagen mit hinein. Bei größeren Einkäufen wirst du natürlich nicht darum herumkommen, du solltest jedoch wissen, dass Einkaufswagen gezielt überdimensioniert konzipiert sind, um dich durch diese optische Täuschung dazu zu verleiten, mehr zu kaufen. Zudem besitzen sie einen schrägen Boden, damit du deine Produkte am hinteren Ende platzierst. Somit sind deine bereits eingepackten Sachen für dich nicht mehr richtig sichtbar, du verlierst leicht den Überblick und wirst verleitet, weitere Artikel in deinen Wagen zu legen. Aufsteller und Plakate mit Sonderaktionen sollen dich immer wieder von deinem Plan abhalten. Bunte Dekorationen lenken deine Aufmerksamkeit auf Regale oder Abteilungen mit Produkten, die du eigentlich gar nicht brauchst. Teure Produkte befinden sich extra auf Augenhöhe, während die günstigeren Alternativen meist weiter unten oder darüber zu finden sind. Wir laufen gerne rechtsherum, das wissen natürlich die Gestalter der Märkte und schleusen uns durch bewusst schmale Wege zu den Non-Food-Artikeln und dem ganzen unnötigem Kram, der am Ende dann doch im Wagen landet, weil man das ja irgendwann einmal vielleicht noch gebrauchen könnte… Du merkst, worauf ich dich aufmerksam machen möchte:

Vermeide Impulskäufe und setze stattdessen auf deinen Einkaufszettel.

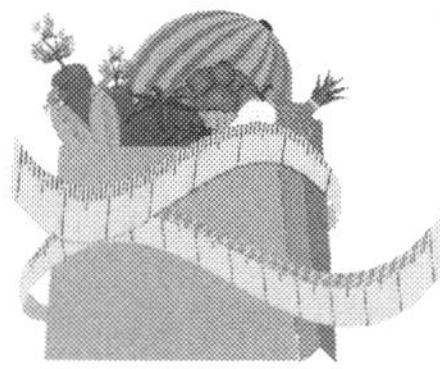

Das Geld, das du durch diese Tipps einsparst, darfst du gerne in gute Qualität, Nachhaltigkeit und Fairtrade investieren. Damit tust du viel Gutes für die Umwelt, für den Tierschutz, für Kleinbetriebe und deren Familien, für einen fairen Handel und vor allem für DICH. Dein Körper und dein Geist werden es dir danken. Das Wesentlichste nochmal in Kürze:

- Sei clever und schreib dir einen Einkaufszettel.
- Gehe stets gesättigt einkaufen.
- Kauf mehr unverarbeitete Lebensmittel.
- Bleib immer konzentriert bei deinem Plan.
- Lass dich nicht von vermeintlichen Schnäppchen ablenken.
- Je kleiner dein Einkaufskorb, desto weniger Unnötiges wird darin landen.

Die Lebensmittelampel

Die Ampelkennzeichnung dient dir als Verbraucher zur besseren Orientierung beim Einkauf. Ihr oberstes Ziel ist es, der Fehlernährung in der Bevölkerung entgegenzuwirken.

Das aus Großbritannien stammende Ampelsystem wurde durch die Grünen gemäß den Empfehlungen von Ausschüssen für Ernährung, Landwirtschaft und Verbraucherschutz im Bundestag beantragt, jedoch 2008 abgelehnt und ist seither eine freiwillige Angabe.

Heute ist die Lebensmittelampel laut Foodwatch bei über 70 % der Deutschen „angekommen“. Die Mehrheit der Bevölkerung ist demnach der Meinung, dass sie beim Einkauf einen Mehrwert bietet. Viele Hersteller haben mittlerweile erkannt, dass die Ampel nicht nur eine gesündere Gesellschaft formt, sondern sich ebenfalls verkaufsfördernd auf ihre Produkte auswirkt. Das führt zu dem positiven Effekt, dass die Produzenten, um auf der Skala besser dazustehen, ihre Artikel gesünder gestalten, indem sie beispielsweise weniger Zucker und gesättigte Fette verwenden.

Ausgewiesen wird jeweils der Gehalt an Fett, gesättigten Fettsäuren, Zucker und Salz. Die Kennzeichnung erfolgt einerseits farblich: Grün für einen niedrigen, Gelb für einen mittleren und Rot für einen hohen Gehalt. Zusätzlich werden die Werte beziffert. Da mehr als drei Zeichen ausgewiesen werden, handelt es sich um eine multiple Ampel. Sie sollte gut sichtbar auf der Vorderseite der Verpackung angebracht sein.

Der Nutri-Score

Die wohl bekannteste und weitverbreitetste Ampelkennzeichnung ist der Nutri-Score. Die Bezeichnung setzt sich zusammen aus den Wörtern „nutritio“ (= „Ernährung“ auf Latein) und „score“ (= „Auswertung“ auf Englisch). Sein Ziel ist ebenfalls, dir als Verbraucher eine bessere Orientierung zu geben, um dich in dem Überangebot mit zum Teil ungesunden Nahrungsmitteln zurechtzufinden.

Die Initiative dazu kam im Jahr 2001 aus

Frankreich, mit der Vision, durch den Nutri-Score eine Verbesserung der Ernährungsqualität in der Bevölkerung zu erzielen. Im Jahr 2017 führten die französischen Gesundheitsbehörden dieses System in Frankreich verpflichtend ein.

Im Jahr 2020 stimmte der Bundesrat einer freiwilligen Nutzung des Nutri-Scores zu. Rund 640 Unternehmen mit über tausend Produkten in Deutschland haben sich bereits für die Verwendung bei der zuständigen Markeninhaberin registriert (Stand: 28.12.2022).

Der Nutri-Score ist als „Unionsmarke" in allen Mitgliedsstaaten der Europäischen Union geschützt. Die Verwendung ist nicht verpflichtend, sondern freiwillig. Eine Nutzung muss bei der Nationalen Agentur für öffentliche Gesundheit (Frankreich) angemeldet werden. In Deutschland befürworten ihn laut einer bundesweiten Umfrage im Jahr 2020 89 % aller Befragten. Er hat sich bei einer repräsentativen Umfrage 2019 mit 57 % gegen drei weitere Modelle bei den Verbrauchern durchgesetzt.

Die Ermittlung des Nutri-Scores basiert auf 100 Gramm bei festen Lebensmitteln oder 100 Millilitern bei Getränken. Es werden günstige mit ungünstigen Nährstoffen verrechnet und mittels Punktesystem in der multiplen Ampel entsprechend eingestuft. Als ungünstig gelten Energiegehalt, Zucker, gesättigte Fettsäuren und Natriumchlorid (Salz). Günstige Nährstoffe sind dagegen Proteine, Ballaststoffe und Anteile von Obst, Gemüse und Nüssen (außer, wenn hochverarbeitet, zum Beispiel als Sirup).

Ungünstige Nährstoffe erhalten jeweils Punkte von null bis zehn, günstige bekommen Punkte von null bis minus fünf. Der Eiweißgehalt wird nur bei Käse und bei Produkten einbezogen, die höchstens 10 Punkte für ungünstige Nährstoffe erhalten haben oder zu mindestens 81 % aus Obst, Gemüse oder Nüssen bestehen. Nach der Verrechnung ungünstiger und günstiger Nährstoffe ergibt sich eine Gesamtpunktzahl zwischen −15 und +40. Diese wird dann einer entsprechenden Stufe innerhalb des Nutri-Score-Systems zugeordnet. Die Palette reicht von „A“ (grün) bis „E“ (rot). Je niedriger der Nutri-Score, desto höher ist die Nährwertqualität eines Lebensmittels. Die beste Qualität signalisiert dir das Label „A“, die schlechteste wird dagegen mit „E“ ausgezeichnet.

Der Nutri-Score ist auf alle verarbeiteten Lebensmittel außer aromatische Kräuter, Tees, Kaffees und Hefen sowie auf alle Getränke außer alkoholische anwendbar. Bei Getränken gelten andere Kriterien für Energie- und Zuckergehalt, und der Bonus für Obst-, Gemüse- und Nussanteil wird verdoppelt. Bei Fetten wie etwa Butter und Pflanzenölen wird bei den gesättigten Fettsäuren der Anteil am Gesamtfett anstelle der absoluten Menge bewertet. Bei Halbfertigprodukten, die der Verbraucher mit weiteren Zutaten, beispielsweise Wasser, Milch oder Eiern, zubereiten muss, werden die hinzuzufügenden Lebensmittel miteinbezogen.

Ganz schön viel Theorie, oder? Merk dir einfach Folgendes: Je grüner, desto besser. Und betrachte unbedingt zusätzlich immer die Nährwertangaben auf 100 g sowie die Zutatenliste. Zugegeben, das ist anfangs echt aufwendig und anstrengend, wird mit der Zeit jedoch zur Routine, und du entwickelst ein Verständnis und Gespür dafür, was gut für dich ist und was eher nicht.

Nutri-Score-Kennzeichnung (A) für höchste Nährwertqualität international

Fairtrade

Im Jahr 2002 wurde das Fairtrade-Siegel eingeführt, welches heute tausende Produkte unterschiedlichster Kategorien ziert. Ziel von Fairtrade ist es, einen bedeutenden Entwicklungsbeitrag zu leisten und das Leben der an der Produktion beteiligten Menschen und deren Familien in den Anbauländern zu verbessern.

Zahlreiche Studien unabhängiger Institute untermauern die positive Wirkung von Fairtrade. Zwar kann fairer Handel allein den Planten nicht retten, aber er ist ein weiteres wertvolles Puzzlestück des großen Ganzen. Jedes Mal, wenn du dich für ein Fairtrade-Produkt entscheidest, sorgst du für:

- eine verbesserte Einkommenssituation und finanzielle Stabilität der Kleinbauernfamilien
- mehr Selbstbestimmung und Verantwortungsübernahme durch Stärkung ihrer Organisation
- geregelte Arbeitsbedingungen und verbesserten Gesundheitsschutz auf Plantagen
- den Schutz der natürlichen Ressourcen und die Förderung der Bio-Landwirtschaft

Großartig, oder? Jeder von uns kann so, ganz leicht, seinen Teil für eine nachhaltigere Welt beitragen. Da schmeckt doch der Kaffee oder die Schokolade gleich viel besser, wenn du weißt, dass du damit nicht nur etwas Gutes für dich tust, sondern eben auch für andere. Du wirst den Unterschied spüren und lieben lernen, versprochen. An dieser Stelle möchte ich dich nochmals dafür sensibilisieren, unsere Lebensmittel wertzuschätzen, sie mit Respekt zu behandeln und bewusst zu genießen.

Hier noch einige interessante Zahlen, um dich weiter für die Sache anzuteasern:

- Derzeit arbeiten rund 1,8 Millionen Menschen in kleinbäuerlichen Betrieben und auf Plantagen im Fairtrade-System, Tendenz steigend.
- Das basiert auf einem Zusammenschluss von Produzentenorganisationen aus 71 Ländern.
- 2019 erzielten die Fairtrade-Produzenten Prämien in Höhe von über 200 Millionen Euro.
- Davon steckten Kleinbauernorganisationen 46 % ihres Anteils in neue Ausrüstung.
- Arbeiter auf Fairtrade-Plantagen investierten 26 % ihrer Prämien in die Bildung der Arbeiterschaft und deren Angehörigen.
- Die Fairtrade-Vertreter von Produzenten und Organisationen sind mit 50 % bei allen globalen Entscheidungen, wie beispielsweise Nachhaltigkeitskampagnen, Entwicklungsplänen für ganze Regionen und die Erschließung neuer Anbauflächen, vertreten (siehe Jahres- und Wirkungsbericht).

FAIRTRADE: Das Siegel für Fairen Handel international

Bio-Produkte

Biologische Lebensmittel, pflanzlichen oder tierischen Ursprungs, werden in Bio-zertifizierten Betrieben ohne den Einsatz von Kunstdünger und Pestiziden hergestellt. Sie sind frei von Konservierungsstoffen, Emulgatoren, Farbstoffen, Backtriebmitteln und vielen weiteren ungesunden Stoffen. Des Weiteren unterliegen die Hersteller von biologischen Lebensmitteln spezifischen Normen, die den Umweltschutz fördern und die Verwendung von Chemikalien im Pflanzenanbau sowie bei der Herstellung von Medikamenten für Nutztiere kontrollieren.

Zahlreiche Studien belegen eine geringere Inzidenz von Nitriten, Nitraten und Pestiziden, was bedeutet, dass Bio-Produkte weniger stark chemischen Kontaminationen durch Pflanzenschutzmittel ausgesetzt sind als konventionell hergestellte Lebensmittel. Außerdem wies man eine geringere Konzentration von sekundären Stoffwechselprodukten, unter anderem von Pilzen wie beispielsweise Mykotoxinen, nach.

In der ökologischen Produktion ist die Verwendung von synthetischen Lebensmittelzusatzstoffen und Antibiotika verboten. Diese bei der konventionellen Herstellung zum Einsatz kommenden Stoffe können sich negativ auf deine Darmflora auswirken. Wissenschaftlich fundierte Studien deuten darauf hin, dass sie zur Entstehung vieler Krankheiten und Allergien beitragen.

Sei clever und setze, wo du kannst, auf Bio-Produkte, denn diese enthalten mehr gesunde Stoffe wie beispielsweise phenolische Verbindungen,

Carotinoide, Mineralien, ungesättigte Fettsäuren und viele mehr. Somit beugst du Krankheiten und Allergien aktiv vor.

Vorteile:

- Die Produktionsmethoden sind umweltfreundlicher und nachhaltiger.
- In der Bio-Landwirtschaft sind deutlich weniger Zusatzstoffe erlaubt.
- Bio-Lebensmittel enthalten weniger gesundheitsgefährdende Stoffe, zum Beispiel Schwermetalle, Nitrate, Pestizidrückstände, Konservierungsstoffe, Geschmacksverstärker, Antibiotika etc.
- In Bio-Lebensmitteln stecken nachweislich mehr gesundheitsfördernde Stoffe, unter anderem Vitamine, Mineralstoffe, sekundäre Pflanzenstoffe etc.
- Auf Gentechnik wird komplett verzichtet.
- Die Bio-Produktion kümmert sich mehr um das Tierwohl.

Nachteile:

- Bio-Produkte sind meist etwas teurer.
- Bio-Lebensmittel sehen optisch nicht ganz so perfekt aus.
- Sie haben teilweise eine geringere Haltbarkeit.
- Unterschiedliche Bio-Siegel führen oft zu Verwirrung und machen die Produkte nur schwer vergleichbar.

Mit dem Wirrwarr aus unzähligen Bio-Siegeln machen wir an dieser Stelle kurzen Prozess. Halte dich an die folgenden drei. Es gibt zwar noch weitere sehr zu empfehlende Gütesiegel, dieses Thema weiter zu vertiefen, würde jedoch den Rahmen des Buches eindeutig sprengen. Falls du dich hiermit näher auseinandersetzen möchtest, rate ich dir, dies zu tun. Im Netz findest du hierzu jede Menge Content und weitere Informationen über Zertifikate unterschiedlichster Bereiche wie beispielsweise des Weinbaus, der Fischzucht, der Tierhaltung und vielem mehr.

Die deutsche Version des Gemeinschaftszeichens der EU-Kommission („EU-Siegel“) für Produkte aus ökologischem Landbau gemäß Verordnung (EWG) Nr. 2092/91 welches zwischen 2000 und 2010 verwendet wurde und heute noch auf verschiedenen Produkten zu finden ist.

Logo „Euro-Blatt“ nach Verordnung (EG) Nr.834/2007 über die ökologische/biologische Produktion und die Kennzeichnung von ökologischen/biologischen Erzeugnissen der Europäischen Kommission, welche ab Juli 2010 Verwendung findet.

Der Demeter e.V. wurde bereits 1924 gegründet und ist somit der älteste Bioverband in Deutschland. Aufgrund der lebendigen Kreislaufwirtschaft gilt die Demeter-Landwirtschaft als nachhaltigste Form der Landbewirtschaftung und geht weit über die Vorgaben der EU-Öko-Verordnung hinaus.

Haltungsformen

Dieses wertvolle Label wurde von der „Initiative Tierwohl“ in Zusammenarbeit mit den großen Lebensmittelketten Kaufland/Lidl, ALDI Nord/Süd, EDEKA/Netto und REWE/Penny sowie der Land- und Fleischwirtschaft Deutschland entwickelt. Damit ist der Handel der Politik wieder einmal zuvorgekommen. Die angestrebten Ziele sind neben mehr Schutz und Wohlbefinden für die Tiere mehr Transparenz und Übersichtlichkeit für den Endverbraucher. Hierbei handelt es sich allerdings um kein neues Prüfprogramm, es ist vielmehr eine Einordnung oder ein Rahmen für bereits existierende Programme.

Das System bietet Informationen über die Haltung von Schwein, Rind und Geflügel und besteht aus vier aufeinander aufbauenden Stufen, beginnend mit der gesetzlichen Mindestanforderung. Um die nächsthöhere Stufe zu erreichen und somit für eine bessere Haltung der Tiere zu sorgen, müssen gewisse Kriterien erfüllt werden. Diese betrachten hauptsächlich den Platz, der den Tieren zur Verfügung steht, den Zugang zu Frischluft und die Beschäftigungsmöglichkeiten. Erst ab der dritten Stufe wird auch beim Futter eine Vorgabe gemacht. Ich habe die unzähligen und komplexen Kriterien für dich gefiltert und kurz zusammengefasst. Wir starten mit der schlechtesten, der Haltungsform 1, und arbeiten uns rasch hoch zur höchsten, der Haltungsform 4.

Haltungsform 1: Stallhaltung „rot“

Hierbei handelt es sich lediglich um die absoluten Mindestanforderungen des Gesetzgebers. Die Platzvorgaben unterscheiden sich je nach Tierart. Zum Frischluftzugang gibt es keine Vorschriften und nur minimales Spielzeug.

Haltungsform 2: Stallhaltung Plus „blau“

Wie der Name schon verrät, bekommen die Tiere der Stufe zwei ein leichtes Plus an Platz und Beschäftigungsmaterial. Zugang zu Frischluft haben die Tiere leider immer noch nicht.

Haltungsform 3: Außenklima „orange“

Wenn du ein Produkt mit dieser Kennzeichnung erwirbst, weißt du, dass diese Tiere auf jeden Fall an die frische Luft durften. Außerdem werden sie gentechnikfrei gefüttert. Zwei wertvolle Aspekte, die ebenfalls etwas mit dir machen. Denk mal darüber nach…

Haltungsform 4: Premium „grün“

Das ist die höchste Kategorie. Hier wird Bio-Fleisch eingeordnet. Es gibt noch mehr Platz und Spielzeug für die Tiere. Auch beim Füttern wird nochmal eins draufgesetzt: Dieses muss jetzt nicht nur frei von Gentechnik, sondern auch zum Teil im eigenen Betrieb hergestellt worden sein oder zumindest aus der Region stammen.

Nun weißt du, wie der Hase läuft. Mach was draus! Meine Empfehlung lautet: weniger und seltener

Fleisch essen, dafür bewusster und, wenn möglich, immer von der besten Kategorie, der Haltungsform 4. Sei stets clever und nachhaltig, tu dir und gleichzeitig der Gesellschaft und der Umwelt etwas Gutes. Eine Studie namens „Fleischatlas“ aus der Zusammenarbeit der Heinrich-Böll-Stiftung, dem Bund für Umwelt- und Naturschutz Deutschland und der Le Monde Diplomatique brachte hervor, dass die zwanzig größten Fleischkonzerne der Welt zusammen mehr Schadstoffe ausstoßen als die komplette Industrienation Deutschland. Demnach ist die Viehzucht für knapp 15 % der globalen Emissionen verantwortlich. Falls du dich an dieser Stelle fragst, was das alles mit meinem Abnehmprojekt oder meinem neuen gesunden Lebensstil und der Switch-Philosophie zu tun hat, ist hier die Antwort: Es gibt für deinen Körper nichts Schlimmeres und Aufwendigeres, als Schadstoffe wieder loszuwerden. Je weniger dieser Substanzen in deinem Organismus landen und wohnen, desto besser funktionieren deine körperlichen Prozesse wie beispielsweise die Verdauung, der Stoffwechsel und das Abnehmen.

Auch die damit verbundenen positiven Gedanken und Gefühle, aufgrund dessen dein Körper Glückshormone ausschüttet, werden dich dabei unterstützen, den Veränderungsprozess, deinen

Switch zu einem besseren Lebensstil und mehr Lebensqualität, erfolgreich zu meistern.

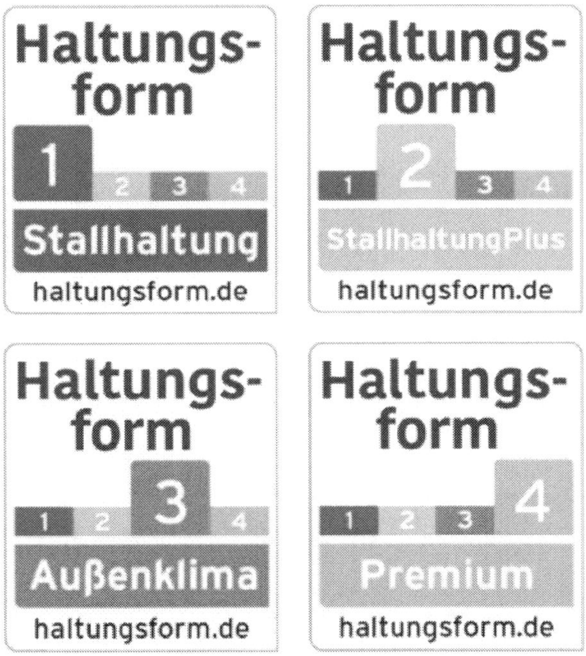

Tierwohl-Label und Gütesiegel, als Kennzeichnung für die Beachtung des Tierwohls bei Tierhaltung, Tiertransporten und Tierschlachtung

Lagerhaltung

Mit dem richtigen Aufbewahren von Lebensmitteln verschaffst du dir gleich vier großartige Vorteile. Erst einmal schützt du deine wertvollen Errungenschaften vor dem Verderb und vermeidest so Lebensmittelverschwendung. Ein weiterer wertvoller Beitrag von dir für mehr Nachhaltigkeit – und gleichzeitig schonst du deinen Geldbeutel.

Die Bevorratung spielt eine essenzielle Rolle. Sie ermöglicht es dir, immer die passenden Produkte im Haus zu haben. So läufst du nicht Gefahr, irgendwelches Junkfood zu konsumieren oder den Pizzaservice anzurufen. Schaffe dir einen guten Mix in deinem Lager, bestehend aus Produkten zur kurzfristigen Lagerung im Kühlschrank und zur mittelfristigen Aufbewahrung im Tiefkühlschrank sowie zur langfristigen Haltbarkeit im Vorratsschrank, -kammer oder -keller.

Wie in vielen anderen Bereichen des Lebens geht es darum, ein System für dich zu schaffen, mit dem Prozesse automatisch ablaufen und du nicht jeden Tag überlegen musst, was du noch benötigst oder was du verarbeiten solltest, um nichts wegschmeißen zu müssen. So sparst du viel Energie und hast den Kopf frei für andere schöne Dinge. Sobald du dein eigenes Programm zur Lagerhaltung eingerichtet hast, wirst du zudem aktiv Geld sparen, weil du viele Sachen auf Vorrat kaufen kannst, wenn sie saisonbedingt günstig oder im Angebot sind.

Des Weiteren profitierst du enorm vom Frischegrad deiner Einkäufe. Je frischer ein Lebensmittel ist und bleibt, desto mehr Vitamine und Vitalstoffe wird es dir liefern. Das ist anfangs gar nicht so leicht zu überblicken, denn so wie wir Menschen bevorzugen auch Lebens- und Nahrungsmittel unterschiedliche Umgebungen und Bedingungen. Hierzu findest du auf der Seite des Bundeszentrum für Ernährung viele praktische Tipps. Einen der wesentlichsten Ratschläge für deinen Alltag gebe ich dir gleich mit: Welche Obst- und Gemüsesorten dürfen in den Kühlschrank und welche mögen eher Zimmertemperatur?

Dieses Obst und Gemüse lagerst du am besten im Gemüsefach deines Kühlschranks:

Gemüse: Artischocken, Blattgemüse, Blattsalate, Blumenkohl, Brokkoli, Chicorée, Endivie, Erbsen,

Gewürzkräuter (mit Ausnahme von Basilikum), grüne Bohnen, Kohl, Lauch, Lauchzwiebel, Möhren, Pilze, Radieschen, Rettich, Rote Bete, Salate und Salatmischungen, Sellerie, Spargel, Spinat, Süßmais

Obst: Äpfel (länger als 7 Tage), Aprikosen, Brombeeren, Erdbeeren, Feigen, Heidelbeeren, Himbeeren, Kirschen, Trauben

Diese reifen bei Raumtemperatur nach und lagern im Kühlschrank:

Gemüse: Avocado

Obst: Birnen, Kiwis, Nektarinen, Pfirsiche, Pflaumen, Zwetschgen

Diese vorzugsweise bei Raumtemperatur lagern:

Gemüse: Aubergine, Basilikum (Bundware ins Wasser gestellt), Gurke, Ingwer, Kartoffeln, Knoblauch, Kürbis, Paprika, Tomaten, Zucchini, Zwiebeln (Zwiebeln, Knoblauch und Kartoffeln mögen es dunkel, trocken und in einem gut gelüfteten Raum)

Obst: Ananas, Äpfel (weniger als 7 Tage), Bananen, Grapefruits, Mandarinen, Mangos, Orangen, Papayas, Melonen, Wassermelonen, Zitronen, Zitrusfrüchte allgemein

Zubereitungs- und Garmethoden

Glückwunsch, zu diesem Zeitpunkt hast du bereits die richtigen Lebensmittel ausgewählt, gekauft und ordentlich eingelagert. Wenn du alle Tipps dieses Buches befolgt hast, befinden sich nun in deinem Kühlschrank, deinem Tiefkühlgerät und deiner Vorratskammer qualitativ hochwertige Produkte mit jeder Menge wertvoller Nähr- und Vitalstoffe. Damit diese, in großer Anzahl, jetzt auch noch den Weg in deinen Körper schaffen, bedarf es einer schonenden Zubereitung.

Als Erstes geht es darum, deine Lebensmittel entsprechend vorzubereiten. Frisches Obst und Gemüse wird, je nachdem, erst geputzt, dann unzerkleinert gewaschen und schließlich in die gewünschte Form gebracht. Zum besseren Verständnis hier einige Beispiele: Salatköpfe erstmal nur in Blätter teilen, ganz kurz unter fließendem Wasser abwaschen, dann ins Sieb geben oder besser noch durch die Salatschleuder drehen und zuletzt mundgerecht schneiden oder zupfen. Kartoffeln gut abwaschen, anschließend kochen und danach erst pellen. Karotten und Gurken anfangs waschen, danach schälen und zerkleinern. Optimal wäre, sie in Bio-Qualität zu kaufen und die Schale dranzulassen. Dies gilt genauso für einige weitere Gemüse- und Obstsorten wie Zucchini, Äpfel und viele mehr. Früchte also nur dann schälen, wenn du die Schale nicht mitessen kannst oder möchtest wie beispielsweise bei Zwiebeln oder Kiwis. Wieso ist das so bedeutsam? Mit diesen Techniken erhältst du mehr Nährstoffe. Übrigens, die meisten Vital- und Ballaststoffe sitzen direkt an beziehungsweise unter der Schale.

Gehen wir anschließend an den Herd. In der klassischen Küche unterscheiden wir zwischen einer Vielzahl von Garmethoden, welche wir allerdings hier nicht alle im Einzelnen betrachten werden. Um der Komplexität gerecht zu werden, habe ich dir hier die fundamentalsten Tipps kurz und knackig zusammengeschnippelt:

- Gare dein Essen mit oder in wenig Flüssigkeit, damit du die wasserlöslichen Vitamine nicht ausschwemmst. Dies gilt wie bereits erwähnt ebenso für den vorherigen Waschprozess.
- Falls du in reichlich Wasser garen musst, beispielsweise bei Kartoffeln oder Hülsenfrüchten, verwende den Sud danach gerne weiter, dadurch finden die ausgeschwemmten wertvollen Stoffe dennoch ihren Weg in deinen Körper.
- Bei Gemüsesorten wie Zucchini, Karotten oder Kohl empfehle ich stets, diese kurz und mit wenig Fett und Hitze in einer tiefen Pfanne anzuschwitzen und anschließend mit etwas Beigabe von Wasser abgedeckt mit einem passenden Deckel so lange zu garen, bis alle den gewünschten Garpunkt zeitgleich erreicht haben, aber stets so kurz wie möglich. Lösch das Gemüse vorher noch mit etwas Essig oder Sojasauce ab, somit erhältst du eine appetitliche Farbe und Röstbitteraromen oder, mit anderen Worten gesagt, eine feine Karamellnote. Die entstandene Flüssigkeit isst du mit. Du kannst diese etwas abbinden, indem du den Pfanneninhalt

vor dem Zugeben der Flüssigkeit mit etwas „gutem“ Mehl bestäubst. Diese ist meine persönliche Lieblingsgarmethode und funktioniert mit fast allen Gemüse- und Obstsorten. Sie ist, was Geschmack und Zubereitungsgeschwindigkeit angeht, unschlagbar.

- Garen mit niedriger Temperatur gilt vor allem für Gemüse: gemütlich auf dem Herd bei mittlerer Stufe dünsten oder kurz bei voller Power anbraten und anschließend mit geringer Energie und einem Deckel garziehen.
- Längeres Warmhalten zerstört viele Vitamine und Vitalstoffe. Hier fährst du besser, indem du deine fertig zubereiteten Speisen herunterkühlst und zum gewünschten Zeitpunkt wieder schonend erhitzt.
- Beim Thema „Mikrowelle“ scheiden sich die Geister. Es gibt sowohl Studien, die belegen, dass das Garen darin unbedenklich ist, und ebenso welche, die ganz klar sagen, dass man es lieber seinlassen sollte. Mikrowellen können nämlich wertvolle Nährstoffe vernichten. Ich rate dir, den Platz in deiner Küche für andere schöne Dinge zu nutzen.

Du brauchst solch ein Gerät einfach nicht. Gleich am Anfang meiner Ausbildungszeit zum Ernährungsexperten habe ich das Teil fachgerecht entsorgt und vermisse es nicht.

- Auch die weniger gesunden Techniken wie das Backen und Frittieren gehören zum Alltag dazu. Diese solltest du jedoch eher seltener einsetzen. Backe nur so lange wie nötig und entnimm deine Kreationen gleich im Anschluss wieder, damit sie nicht unnötig lange darin dahinscheiden und an Qualität verlieren. Achte beim Frittieren im Fett besonders auf die Temperatur. Diese sollte 175 Grad niemals übersteigen, da sich sonst krebserregende Stoffe wie Acrylamid bilden können.
- Dasselbe gilt übrigens für eine der beliebtesten Freizeitbeschäftigungen der Deutschen, das Grillen. Bei der mitunter gesündesten Garmethode solltest du unbedingt dafür sorgen, dass kein Fett in die Hitzequelle tropft.

Fassen wir nochmals kurz zusammen: Gare stets in wenig Flüssigkeit, mit wenig Fett und bei geringer Temperatur. Wenn du Gemüse in Flüssigkeiten wie beispielsweise Wasser oder Gemüsebrühe zubereitest, dann esse diese mit. Achte besonders auf kurze Garzeiten. Halte nichts unnötig lange warm. Aus gesundheitlicher Sicht sind Dünsten, Dämpfen und Grillen die günstigsten Garmethoden.

Nimm dir diese wertvollen Tipps stets zu Herzen. Mit mehr Zubereitungstheorien möchte ich dir an dieser Stelle nicht weiter auf den Keks gehen, denn „Probieren geht über Studieren". Du darfst auch mal die Kirche im Dorf lassen, Geschmack und Genuss stehen nach wie vor im Vordergrund.

Glykämische Last

Die Blutzuckerwirksamkeit spielt gerade beim Abnehmen eine entscheidende Rolle. Einer der praktikabelsten Indikatoren der heutigen Zeit ist die Glykämische Last. Diese gibt an, wie stark die Kohlehydrate eines Lebens- oder Nahrungsmittels deinen Blutzuckerspiegel ansteigen lassen. Ziel ist es, deinen Blutzuckerspiegel so konstant wie möglich zu halten. Warum?

- Weil es nur dann möglich ist, Fett zu verbrennen.
- Du läufst nicht Gefahr, weitere Fettreserven anzulegen.
- Du hast insgesamt mehr Energie.
- Dein Körper sendet dir keine Heißhungersignale.

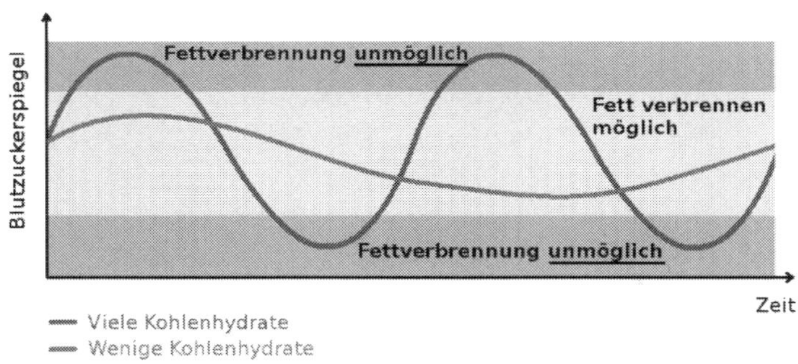

Zum Verständnis: Sobald du dir eine große Menge an Kohlehydraten oder eben Produkten mit einer hohen Glykämischen Last zuführst, schießt dein Zuckeranteil im Blut nach oben. Um wieder ins Gleichgewicht zu kommen, muss dein Körper schnell reagieren. Er schüttet Insulin aus, welches als Schlüssel für die Zellmembranen dient. So kann der Zucker aus der Blutbahn in die Zellen gelangen und verheizt werden. Anschließend fällt der Blutzuckerspiegel rapide ab, tiefer, als er vor der Mahlzeit war. Jetzt muss dein Körper erneut handeln und ihn wieder etwas anheben, um ihn in den Normbereich zu bekommen. Er sendet Hungersignale. Du isst abermals, und das Spiel beginnt von Neuem. Deshalb ist es so essenziell, deinen Blutzuckerspiegel im grünen Bereich zu halten – den gesamten Tag über.

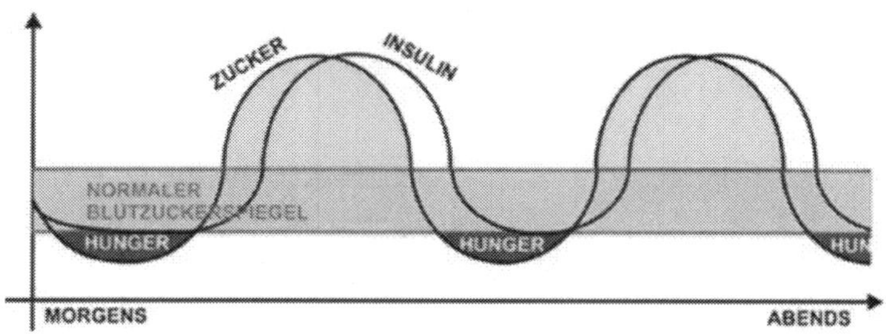

Laut der Deutschen Gesellschaft für Ernährung kann ein Lebensstil mit geringer Glykämischer Last Krankheiten wie Adipositas, Diabetes mellitus Typ 2, Herz-Kreislauf-Erkrankungen, Darmkrebs und vielen mehr entgegenwirken. Hier ein gutes Beispiel für deinen Alltag: 100 g Weißbrot, helle Brötchen, Baguette oder Toast haben eine Glykämische Last von 34. Das bedeutet, sie bewirken denselben Blutzuckeranstieg wie 34 Gramm reine Glukose (Traubenzucker). Zum Vergleich, bei gekochten Karotten liegt die Glykämische Last bei gerade mal 5. Das heißt, anstelle von 100 g Weißbrot kannst du 700 g gekochte Karotten essen. Im Netz findest du hierzu hilfreiche Tabellen, an denen du dich prima orientieren kannst: zum Beispiel auf https://www.villavita-med.de/downloads/provita-glykaemischer-index.pdf und weiteren.

Mit der Zeit kennst du deine „Pappenheimer". Als glykämisch niedrig werden Lebens- oder Nahrungsmittel mit einem Wert bis 10 angesehen, als Mittelwerte gelten 11 bis 19, und ab 20 spricht man von einer hohen Glykämischen Last. Für einen gesunden und fitten Lebensstil bleibst du besser im niedrigen bis mittleren Bereich. Studien haben klar gezeigt, dass es zum Abnehmen dienlich ist, wenn du fünf Stunden vor dem Schlafengehen die Glykämische Last von 10 nicht mehr übersteigst.

Die Wellenbrecher der Glukoseflut

Was ist Glukose überhaupt? Hierbei handelt es sich um ein Kohlehydrat, um DAS Kohlehydrat. Für Mensch und Tier, für dich und mich stellt dieses die Hauptenergiequelle dar. Du kennst es vielleicht ebenfalls unter den Begriffen „Traubenzucker“ oder „Dextrose“. Es ist ein Einfachzucker und entsteht mit Hilfe der Photosynthese in Pflanzen. Die Glukose ist der Brennstoff, mit dem in deinen Zellen Energie erzeugt wird. Dafür sind winzig kleine Kraftwerke namens „Mitochondrien“ zuständig. Dabei entsteht eine chemische Variante von Elektrizität, die Energiewährung nennt sich „ATP“ (Adenosintriphosphat). Für unseren Organismus ist dies die einfachste und effektivste Art und Weise, um Energie zu gewinnen. Dasselbe funktioniert mit Fett, ist jedoch langsamer und aufwendiger. Daher kommt unser ständiges Verlangen nach Süßem oder eben Fettigem.

Falls du dieses interessante Thema weiter vertiefen möchtest, empfehle ich dir das Buch „Der

Glukose-Trick“ von Jessie Inchauspé. Die Autorin hat an den Auswirkungen der Glukose lange Zeit selbst geforscht und erzählt in diesem Werk über ihre persönlichen Erfahrungen mit der Achterbahnfahrt des Blutzuckerspiegels.

Die grundlegendsten Erkenntnisse daraus bekommst du hier gleich mit auf den Weg. Ich habe schon immer gerne, bevor ich etwas Süßes genascht habe, eine Möhre, einen Apfel oder einige Nüsse gegessen. Aber warum? Diese Frage stellte ich mir des Öfteren, bis ich ihr Buch gelesen habe und jetzt weiß, dass dies ein intuitives Verhalten meines Körpers ist, um nicht in die Achterbahn einzusteigen und so meinen Blutzuckerspiegel konstanter zu halten und um letztendlich die Glukosespitze zu umgehen. Das gelingt mir natürlich nicht immer, dennoch versuche ich es, so oft es geht. Dasselbe empfehle ich dir! Probiere es aus, du wirst den Unterschied spüren und lieben lernen.

Doch was genau ist eine Glukosespitze? Stell dir folgendes Szenario vor: Du bist der Heizer in einer Dampflok. Deine Aufgabe besteht darin, immer wieder mal eine Schippe Kohle in den Kessel zu werfen, damit das Feuer kontant brennt und der

Zug genügend Energie bekommt, um seine Fahrt fortzuführen. Du bekommst regelmäßig Nachschub und gibst nur so viel Kohle ins Feuer, wie benötigt wird, den Rest legst du als Vorrat daneben. Alles läuft wie geschmiert. Doch plötzlich bekommst du immer mehr und schneller Kohle nachgeliefert. Was machst du damit? Du kannst nur so viel verheizen, wie wirklich gebraucht wird. Der Ofen kann nicht schneller brennen. Du schaufelst dir also immer mehr Kohle in deinen Vorratsraum. Das geht jedoch nur für eine gewisse Zeit gut, bis du keinen Platz und dir schließlich sogar den Weg zum Kessel versperrt hast. Du kannst nichts mehr nachlegen, und der Zug kommt zum Stillstand. Und jetzt? Wohin mit der ganzen Kohle?

So ähnlich läuft das in deinem Körper ab: Die Mitochondrien können nur so viel Energie verbrennen, wie die Zelle benötigt. Sie sind mit der Übermenge an Glukose und der Geschwindigkeit ihrer Zufuhr völlig überfordert. Die Sache hat schlimme Folgen. Zum einen wird die überschüssige Glukose verstoffwechselt und als Fettreserve eingelagert. Zum anderen entstehen winzige Moleküle mit großer negativer Wirkungskraft, die sogenannten „freien Radikale“.

Werden deine Mitochondrien mit unnötig viel Glukose überschwemmt und somit freie Radikale freigesetzt, löst dies eine gefährliche Kettenreaktion in deinem gesamten Organismus aus. Du bestehst aus Billionen von Zellen, und jede einzelne von ihnen wird die Glukosespitze zu spüren bekommen. Freie Radikale greifen alles an, was ihnen begegnet. Sie nehmen willkürliche Eingriffe und Veränderungen an deiner DNA (Genom) vor und erzeugen Mutationen, welche schädliche Gene aktivieren und zur Entstehung von Krebszellen führen können. Des Weiteren zerstören sie deine gesunden Zellen, was wiederum Fehlfunktionen fördert. Kommt es öfter zu solchen üblen Glukosespitzen, wird die Anzahl der freien Radikale für dich irgendwann unkontrollierbar. Dieser Zustand schimpft sich „oxidativer Stress“ und erhöht das Risiko des Eintretens von Diabetes Typ 2, Herz-Kreislauf-Erkrankungen und beschleunigten Alterungsprozessen.

Mit den folgenden zehn praktischen Tipps wirst du in der Lage sein, in der Zukunft Glukosespitzen aus dem Weg zu gehen oder sie zumindest etwas zu entschärfen.

1. **Beachte die richtige Reihenfolge, denn sie macht den Unterschied.** Iss als Erstes das Gemüse, dann die proteinhaltigen Komponenten, die meist mit Fett einhergehen, und zu guter Letzt die Kohlehydrate.

   Das könnte dann ungefähr so aussehen: Vorweg genießt du einen Salat oder mariniertes Gemüse, dadurch erhältst du viele Ballaststoffe. Als Proteinlieferant gönnst du dir dazu geröstete Kerne, Nüsse oder Hülsenfrüchte, gebratenen Fisch und Meeresfrüchte oder Fleischstreifen. Nun bist du im Hauptgang völlig frei und kannst dir beispielsweise eine leckere Pasta zu Gemüte führen und dich sogar anschließend noch mit einem süßen Dessert verwöhnen.

   Wie schnell hintereinander du dabei die Kohlehydrate zu dir nimmst, spielt laut klinischen Tests keine Rolle. Du darfst demnach deine Nascherei gleich im Anschluss genießen oder auch nach einer kleinen Pause von 10, 20 oder 30 Minuten.

   Wenn dein Gericht keinerlei Stärke oder Zucker enthält oder nur sehr wenig davon, hältst du dich trotzdem an die Reihenfolge, das Gemüse als Erstes zu essen, da Proteine ebenfalls zu Glukose umgewandelt werden können und somit deinen Blutzuckerspiegel beeinflussen werden, wenn auch nicht so extrem wie Kohlehydrate.

Was tun bei einem Curry oder Ähnlichem, bei dem alle Komponenten zusammen gegessen werden? In diesem Fall empfehle ich dir, anfangs das Gemüse herauszupicken und den Reis etwas zeitversetzt zu verzehren.

Wie bei den meisten bereits behandelten Themen gilt: Du musst dich nicht geißeln. Das bedeutet: Versuch es, so oft wie möglich, und setze dich selbst nicht zu sehr unter Druck. Feiere dich bewusst für die kleinen Erfolge, so kommst du am ehesten an dein Ziel. Dazu findest du im vierten Teil noch weitere wertvolle Hacks.

2. **Iss vor jeder Süßigkeit ein Stück Gemüse oder einige Nüsse.** Ähnlich wie im vorherigen Tipp geht es hierbei darum, deinen Magen zuerst mit Ballaststoffen, Proteinen oder Fetten zu beschäftigen. Diese wandern dann

durch deinen „Siphon“ in Richtung Darm. Die Kohlehydrate haben keine Chance mehr, ihnen zuvorzukommen, und werden später im Darm langsamer aufgenommen.

Organisiere dich: Ich empfehle dir, dir stets eine praktische Möglichkeit zu schaffen, jederzeit etwas Ballaststoffe oder Proteine zu dir nehmen zu können. Dies gelingt dir im Alltag, indem du eine Snackmöhre in der Handtasche platzierst, immer eine Tüte mit Nüssen dabeihast oder dir einen kleinen Vorrat in der Schublade deines Schreibtischs im Büro anlegst. Anderes Szenario: Du besuchst deine Oma und weißt, dass du um das obligatorische Stück Kuchen oder Torte nicht herumkommen wirst. Also isst du auf dem Weg dorthin noch ein paar Gemüsesticks. In der Schlange vor der Eisdiele greifst du in deine Tasche und knabberst eine Handvoll deiner Nussmischung, bevor du dir dein Lieblingseis gönnst. Je mehr Ballaststoffe, desto besser.

3. **Hör auf mit Kalorienzählen, denk nicht mal daran.** Die vorangegangenen Tipps raten dir dazu, mehr zu essen. Dadurch nimmst du logischerweise mehr Kalorien zu dir. Jetzt denkst du vielleicht immer noch, dass du auf diese Art nicht abnehmen wirst oder gar an Gewicht zunehmen könntest. Falsch gedacht. Dem ist nicht so. Das ist allerdings immer noch ein weitverbreiteter Irrglaube, mit dem ich in diesem Buch unbedingt Schluss machen möchte. Es kommt nicht darauf an, wie viele Kalorien du zu dir nimmst, sondern welche. Und genau das ist es, was du aus diesem Ratgeber mitnehmen wirst. Wenn du die Switch-Philosophie umsetzt, brauchst du dir über Kalorien nie wieder Gedanken zu machen und hast mehr Zeit und Energie für die schönen Dinge des Lebens.

4. **Iss Ballaststoffe zum Frühstück.** Mit dem richtigen Start in den Tag bleibst du Herr der Lage. Es gibt unzählige Studien, die belegen, dass du mit einem süßen Frühstück wie Cornflakes mit Milch oder süßem Gebäck

und Ähnlichem direkt in die Glukose-Achterbahn einsteigst und den restlichen Tag nicht mehr daraus herauskommst. Die Fahrt geht bis zum Schlafengehen weiter und sogar darüber hinaus. Mit unruhigem und qualitativ minderwertigem Schlaf setzt du deine Talfahrt in die Negativspirale fort, denn wer schlecht schläft, trifft schlechte Entscheidungen – ebenso, was die nächsten Mahlzeiten angeht, und diese lassen dich wiederum schlecht durch den Tag kommen und weniger erholsam schlafen. So geht das dann immer weiter, Tag für Tag. Wenn du also ein „Frühstücker“ bist, dann nimm dir das Kapitel „Frühstück“ aus dem zweiten Teil des Buches zu Herzen und orientiere dich stets an der rechten Seite der Switch-Tabelle.

5. **Senke deinen Zuckerkonsum, lass ihn nach und nach ausschleichen.** Entfliehe dem Suchtdilemma. Reduziere auf Dauer dein Verlangen nach Süßem. Wie du das umsetzen kannst, möchte ich dir nachfolgend anhand meiner eigenen Erfahrung mit Fruchtjoghurt demonstrieren. Ich liebte es,

den Löffel in meinen Joghurt zu tauchen, die frischen Fruchtstücke darin umzurühren und die Vorfreude auf dem Weg zu meinem Mund zu spüren, wo er schließlich ein Geschmacksfeuerwerk voller frohlockender Süße und erfrischender Säure, kombiniert mit verschiedenen Fruchtnuancen, entfachte. Leider ging das Spektakel auf Kosten aller Zellen in meinem Körper, aufgrund der damit verbundenen Glukoseflut.

Mit dem neuerlangten Wissen habe ich schließlich keinen Fruchtjoghurt mehr pur verzehrt, sondern mir dazu einen Quark der Magerstufe ins Team „Geschmacksexplosion“ geholt. Anfangs gab ich meiner Süßspeise einen Löffel des proteinreichen Quarks bei, später dann immer etwas mehr, bis ich es mittlerweile umgekehrt mache. Heute ist der Quark die Hauptkomponente und bekommt ab und an einen Löffel Fruchtjoghurt hinzugefügt. Meist jedoch genügt es mir, wenn ich dieser Proteinmahlzeit einige frische Früchte mit etwas Zimt beigebe. Besonders gut schmecken mir sämtliche Beerensorten sowie Kirschen, Zwetschgen und Äpfel.

Zucker bleibt Zucker, egal, wo er herkommt oder wie er heißt. Tafelzucker, Honig, Agavendicksaft, Ahornsirup und Trockenfrüchte kommen im Darm alle gleich an, nämlich als Zuckermoleküle, und wirken damit völlig identisch auf deinen Organismus, sogar unser so geliebter Haushaltszucker, der ja eigentlich aus einem Gemüse gewonnen wird, der Zuckerrübe.

Honig enthält zwar wertvolle Mikronährstoffe, und Agavendicksaft und Ahornsirup bringen geringe Mengen an Ballaststoffen mit, das steht jedoch in keinem Verhältnis zur Glukoseüberschwemmung. Auch Trockenfrüchte haben den Vorteil, Vitamine und Ballaststoffe zu beinhalten, bergen jedoch die Gefahr, dass du womöglich zu viel davon isst, da ihnen der Großteil an Wasser entzogen wurde. Zuckeraustauschstoffe und Süßstoffe sind KEINE Alternative. Sie triggern deine Bauchspeicheldrüse, welche mehr Insulin ausschüttet, sodass mehr Fett eingelagert wird. Infolgedessen nimmst du definitiv zu statt ab. Noch dazu zerstören sie dein Mikrobiom. Deshalb wirst du langfristig nur erfolgreich sein, wenn du dich an weniger süße Lebensmittel gewöhnst. Es ist wie mit allem im Leben: Dies ist ein Prozess, der seine Zeit dauert und gerade anfangs nicht immer leicht ist. Doch das Erfolgserlebnis stellt sich rasch ein und wird dich beflügeln weiterzumachen.

6. **Gönn dir lieber einen Nachtisch statt eines süßen Snacks.** Achtung! Dies ist ein entscheidender Hack zum Abnehmen. Nach dem letzten Bissen sind deine Organe noch, je nach Zusammensetzung deiner Mahlzeit, für die nächsten vier Stunden mit der Verdauungsarbeit beschäftigt. Durch unsere Gewohnheit, mit durchschnittlich drei Mahlzeiten und zwei Zwischensnacks durch den Tag zu gehen, sind wir heutzutage etwa 20 Stunden täglich im sogenannten postprandialen Zustand gefangen. So nennt die Wissenschaft die Phase, in der sich die größten hormonellen und entzündungsbedingten Veränderungen abspielen. Das ist die Zeit, in der dein Körper Fettspeicher bildet. Lediglich in den Phasen

dazwischen, wenn dein Verdauungstrakt zur Ruhe kommt, haben andere Systeme wie das Immunsystem die Konzentrationsfähigkeit und Kreativität sowie der Fettabbau und die Fettverbrennung die Möglichkeit, aktiv zu werden. Einfach gesagt kannst du nur dann abnehmen, wenn dein Körper nichts verdauen muss. Die Rede ist hier von der vierstündigen Pause zwischen der letzten und der nächsten Mahlzeit, also sobald du wieder etwas isst oder etwas kalorienhaltiges trinkst wie beispielsweise Milchkaffee, Limo, Saftschorle oder Eiweißshake und so weiter. Ein anderes Beispiel, welches oft und meist unbewusst vorkommt: Dein Kind hat noch zwei Apfelschnitze oder ein Brotstückchen übriggelassen. Iss es nicht! Jede noch so winzige Kleinigkeit bringt dich wieder in den postprandialen Zustand. Oder der Zuruf eines Freundes: „Probiere doch mal!“ Wenn du gerade sowieso am Essen bist oder in der nächsten Zeit etwas zu dir nehmen wolltest, dann gerne. Ansonsten gönnst du deinem Körper besser die wohlverdiente und wertschätzende Pause.

7. **Wenn überhaupt, dann iss einen herzhaften Snack.** Wie du zu diesem Zeitpunkt weißt, bringt es dir nichts, etwas Süßes zu essen, um zwischendurch einen Energieschub zu bekommen. Auch die heutzutage so gehypten Produkte aus der Energie- und Proteinabteilung und diese völlig überteuerten Drinks, die dir angeblich Flügel verleihen sollen, bewirken das exakte Gegenteil. Mehr Energie verschaffst du dir, indem du deinen Körper mal zur Ruhe kommen lässt und das Zeitfenster bis zur nächsten Mahlzeit vergrößerst. Falls du dennoch in die Situation kommen solltest und dir zwischendurch unbedingt eine Kleinigkeit reinschieben möchtest, dann versuch es mit herzhaften Sachen, ohne zugesetzten Zucker oder Stärke. Dazu empfehle ich dir folgende Kleinigkeiten, die du sehr unkompliziert in deinen Alltag einbauen kannst:

- einen griechischen Joghurt mit einem Esslöffel gehackter Nüsse
- einen Quark der Magerstufe mit einer Handvoll Beeren
- einen Soja-Skyr mit Kokoschips

- einen Esslöffel Erdnussbutter
- einen Esslöffel Nussmus aus Cashewkernen, Haselnüssen, Mandeln etc.
- eine Handvoll Nüsse
- eine Handvoll Snackmöhren oder -gurken mit Frischkäse
- eine Handvoll Gemüsesticks mit Hummus
- eine Handvoll Paprikastreifen mit Guacamole
- eine Rippe (20 Gramm) dunkle Schokolade mit mindestens 85 % Kakaoanteil
- ein bis zwei hartgekochte Eier mit Salz oder Sojasauce
- eine bis zwei Scheiben Käse oder Schinken
- eine Handvoll Käsewürfel
- eine Handvoll Oliven

8. **Bewege dich nach dem Essen.** Jedes Mal, wenn du dich in irgendeiner Form bewegst, geschieht dies, indem sich die benötigten Muskeln zusammenziehen. Hierfür brauchen sie, je nach Körpergewicht und Intensität der Belastung, eine entsprechende Menge an Energie. Von allen Energiequellen bevorzugt

dein Körper stets die Glukose, da diese für ihn die schnellste und die mit am wenigsten Aufwand verbundene Option darstellt. Der Unterschied zwischen „eine noch bequemere Position auf der Couch einnehmen“ und „mit deinem Hund um die Wette laufen“ kann dabei das Tausendfache bedeuten.

Und jetzt kommt der Trick: Ziehen sich deine Muskeln zusammen, nehmen sie die Glukose ohne Hilfestellung von Insulin auf, und die Glukosekurve fällt wesentlich flacher aus als sonst. Selbst wenn du dasselbe isst, wirkst du mit etwas Bewegung nach dem Essen aktiv der Glukosespitze entgegen. Du hast es in der Hand beziehungsweise in den Muskeln. Möchtest du nach dem Abendessen gleich auf die Couch und dir deine Lieblingsserie anschauen? Kein Problem. Dann mach vorher einige Kniebeugen, nutze Fingerhanteln für die Griffkraft oder führe einige Bodyweight-Übungen wie Sit-ups und Ähnliches durch. Auf der Arbeit kannst du dir eine Treppe suchen und diese mehrmals hoch und runter laufen. Im Büro machst du an deinem Schreibtisch einige Liegestütze und im Meeting unter dem Tisch

Wadenheben. Egal, wie du dich bewegst, es ist immer besser, als nichts zu tun. Studien haben gezeigt, dass es keine Rolle spielt, ob du dies gleich im Anschluss einer Mahlzeit umsetzt oder mit einer kleinen Pause dazwischen. Alles, was innerhalb von 70 Minuten nach dem Essen passiert, wirkt entscheidend deiner nächsten Glukosespitze entgegen.

Das Bewegen vor dem Essen hat ebenfalls einen positiven Nutzen für die Blutzuckerwirksamkeit. Überhaupt ist Sport zu allen Tageszeiten von enormem Vorteil für dich. Er unterstützt dich beim Abnehmen, macht es dir leichter, dein Wunschgewicht zu halten, ermöglicht es dir, mehr essen und genießen zu können, ohne zuzunehmen, hält Herz und Kreislauf gesund, verleiht dir mehr Energie, mindert oxidativen Stress und Entzündungen und sorgt für geistiges Wohlbefinden.

Wie lange du dich bewegen solltest, findest du am besten selbst heraus. Leg los und nimm bewusst wahr, wie du dich anschließend fühlst und wie groß der Unterschied ist. Ich empfehle dir für den Anfang einen zehnminütigen

Spaziergang oder Krafttraining. Du wirst dich nach bereits 30 Kniebeugen wohler fühlen.

Falls du auf leeren Magen Sport treiben möchtest, solltest du wissen, dass in diesem Fall die Leber aus ihren Reserven Glukose über die Blutbahn an deine Muskeln liefert. Dies löst ebenfalls eine natürliche Spitze aus, ist jedoch völlig in Ordnung, da die positiven Effekte der Bewegung überwiegen und deinen Körper widerstandsfähiger machen. Gib also Vollgas!

Übrigens erhalten deine Lidmuskeln alle drei bis vier Sekunden von deinem Gehirn die Botschaft zu blinzeln. Dieser elektrische Impuls ermöglicht es dir, deine Augen regelmäßig mit Feuchtigkeit zu versorgen, damit du weiter dieses fulminante Buch lesen kannst.

9. **Zieh deinen Kohlehydraten etwas an.** Klingt erstmal komisch, ist aber eine supereffektive „Gedankenbrücke“ für deinen Alltag, denn du läufst ja für gewöhnlich auch nicht nackt durchs Leben, oder? Nein, du trägst sicherlich ordentliche Kleidung, welche du

im Optimalfall täglich wechselst. Und genau so machst du das künftig auch mit deinen Kohlehydraten.

Ein Beispiel: Du bist auf dem Weg zur Arbeit und hältst noch schnell beim Bäcker. Statt eines Vollkornbrötchens oder eines süßen Teilchens greifst du besser zu einem belegten Brot mit Avocado oder Schinken, einem Stück Käsekuchen oder Sahnetorte. Bei Letzteren erkennst du, dass noch die Nährstoffe Fett und Eiweiß ins Spiel kommen. Das muss nicht immer gleich viel gesünder sein, hat jedoch eine enorme Wirkung in Bezug auf die bevorstehende Glukosespitze. Vollkornprodukte sind zwar eindeutig besser als Gebäck, welches aus weißem Mehl besteht, lösen jedoch fast dieselbe Reaktion aus. Stärke bleibt nun mal Stärke.

Ein weiterer positiver Effekt davon ist, dass du viel länger satt sein wirst. Denn wenn du nackte Kohlehydrate zu dir nimmst, sinkt zwar dein Ghrelin-Wert im Körper erst einmal rapide ab, aber genauso schnell steigt er wieder an, und du bist hungriger als davor.

Ghrelin ist das Hormon, welches dir mitteilt, dass du wieder etwas essen solltest.

In den vorherigen Hacks ging es darum, vor den Kohlehydraten Ballaststoffe, Fette und Proteine zu dir zu nehmen. Das ist im Alltag nicht immer möglich. Dazu fehlt meist die Zeit oder die Verfügbarkeit. Deshalb ist dieser Trick so nützlich für dich, du kannst ihn in nahezu allen Lebenssituationen anwenden. Auf dem Weg zur Arbeit, in den Pausen, im Urlaub, auf Reisen, beim Kaffeetrinken bei Oma, im Restaurant, bei der nächsten Feierlichkeit, am Grillbuffet und so weiter.

Such dir folglich stets, sofern möglich, eine schicke Begleitung für deine Kohlehydrate. Anfangs wirst du dir noch viele Gedanken machen müssen, doch mit der Zeit wird sich dies als Routine fest in deinem Unterbewusstsein verankern, und ab dann läuft das völlig automatisch. Das ist das Ziel, genauso wie mit dem kompletten Inhalt des Buches, mit der Switch-Philosophie. Einmal verinnerlicht, wirst du nie wieder darüber nachdenken müssen, ob du etwas essen und trinken darfst oder nicht. Du genießt es einfach.

Das ist Freiheit pur, das ist die höchste Form von Lebensqualität.

Das sind nackte Kohlehydrate: Brot, Nudeln, Polenta, Mais, Couscous, Reis, Kuchen, Schokoriegel, Frühstücksflocken, Kekse, Cracker, Obst, Müsli, heiße Schokolade, Eis und weitere Süßspeisen

Und hier findest du die passenden Kleider für deine Kohlehydrate:

Ballaststoffe: Gemüse jeder Art; Eiweiß und Fett: Butter, Käse, Sahne, Eier, Fleisch, Fisch, Joghurt, Nüsse, Kerne, Samen

10. **Nutze den Essig-Trick.** Darf es zu deinem Brownie etwas Essig sein? Nein? Okay, zugegeben, die Kombi ist etwas seltsam, hat jedoch eine enorme Wirkung auf den Kampf gegen die bösen Glukosespitzen. Wenn du dir einen Esslöffel Essig, am besten Apfelessig, in ein großes Glas Wasser rührst und dieses trinkst, bevor du das nächste Mal etwas Zuckerhaltiges isst, bewirkt das wahre Wunder. Probiere es einfach mal aus und konzentriere dich darauf, wie du dich anschließend fühlst. Du darfst

gespannt sein, und wer weiß, vielleicht wird dies ja zu deinem neuen Lieblingsgetränk und einer positiven Gewohnheit. Übrigens, im Sommer ist es höchst erfrischend, wenn du ein spritziges Mineralwasser mit einen Schuss Essig veredelst. Du wirst positiv überrascht sein.

Dieser eher unbekannte Hack funktioniert, weil die Essigsäure deinen Blutzuckerspiegel flach hält. Dafür eignen sich grundsätzlich sämtliche Essigsorten, ich würde dir jedoch raten, milde und geschmacklich weniger intensive Essigsorten wie beispielsweise Apfel- oder Weißweinessig zu bevorzugen. Zitronensaft oder die Flüssigkeit von anderen Zitrusfrüchten sind leider nicht als Spitzenblocker geeignet, da sie keine Essig-, sondern Zitronensäure enthalten.

Wissenschaftler haben herausgefunden, dass die Essigsäure zeitweilig das Enzym α-Amylase deaktiviert. Somit wird bei der Verdauung, die übrigens bereits in deinem Mund beginnt, Stärke nicht so schnell zu Glukose aufgespalten. Du kennst diesen Effekt bestimmt noch aus deiner Kindheit:

Wenn du Brot lange genug kaust, wird dieses irgendwann richtig süß. Der Essig verhindert dieses Phänomen, probiere es einmal aus. Ein brasilianisches Forschungsteam hat im Rahmen einer Studie herausgefunden, dass Essig aufgrund dieser Wirkung beim Fettabbau effektiver ist als viele thermogene Nahrungsergänzungsmittel mit der Bezeichnung „Fatburner". An dieser Stelle also viele Grüße an die Marketingabteilung! Apropos Nahrungsergänzungsmittel, machen wir doch gleich mit diesem brisanten Thema weiter.

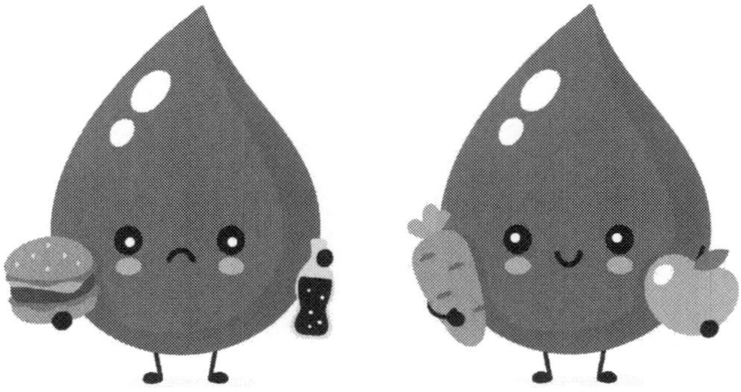

Nahrungsergänzungsmittel

Bist du schwanger? Ernährst du dich vegan? Leidest du an einer chronischen Krankheit oder nimmst regelmäßig Medikamente ein? Wenn du diese Fragen mit einem klaren „Nein“ beantworten kannst, gehörst du zu den Menschen, die nicht zwangsläufig supplementieren müssen. Schwangeren wird in der Regel die Einnahme von Folsäure empfohlen, weil die durch die Nahrung aufgenommene Menge meist nicht für „zwei“ Personen ausreicht. Veganer kommen um das Supplementieren von Vitamin B12 nicht herum, da dieses fast ausschließlich in tierischen Lebensmitteln vorkommt. Die häufigsten Mangelerscheinungen sind, ganz egal mit welcher Ernährungsform, bei den Vitaminen A, D und B12 sowie bei den Mineralien Eisen, Calcium und Magnesium zu verzeichnen. Oft bleiben sie jedoch erstmal unerkannt, weil du keine akuten Schmerzen dadurch hast. Es lohnt sich auf jeden Fall, genauer hinzuschauen, da sich der Mangel an nur einem der 47 Vitalstoffe bereits extrem auf dein Wohlbefinden und deinen Alltag auswirken kann.

Um herauszufinden, ob du bereits an einer Mangelerscheinung leidest und, wenn ja, an welcher, konsultierst du bitte deinen Arzt. Dieser wird anhand einer Blutentnahme von einem entsprechenden Labor dein Blutbild anfertigen lassen. Doch Vorsicht, du musst zusammen mit deinem Arzt im Vorfeld genau definieren, welche Parameter dabei betrachtet werden sollen. Das Ganze ist eine gute Sache, um dein aktuelles Befinden zu ermitteln. Um jedoch deinen Zustand einordnen zu können, werden deine Werte mit dem Landesdurchschnitt verglichen. Hinzu kommt, dass diese Referenzen meist veraltet und, der Vergangenheit geschuldet, „männlich" sind. Bitte berücksichtige diese drei Aspekte bei deiner Auswertung.

Ich empfehle dir, niemals ohne ärztlichen Rat zu irgendwelchen Supplementen zu greifen, denn das kann böse enden. Vor allem Kombipräparate sind oft überdosiert und können irreversible Schäden verursachen. Außerdem beeinflussen sich diverse Stoffe gegenseitig, was nicht immer vorteilhaft ist. So behindert zum Beispiel die Einnahme von Magnesium die Aufnahme von Eisen.

Finger weg von Abnehm-Wundermitteln aus der Werbung. Behörden finden darin immer wieder verbotene Stoffe wie Sibutramin, welches als Amphetamin ähnlich wie Speed auf deinen Körper wirkt. Es hemmt dein Hungerzentrum im Hirn, leider mit lebensgefährlichen Nebenwirkungen. Es ist seit 2010 in Deutschland strengstens verboten.

Kennst du die Wissenssendung „Quarks" aus dem Fernsehen? Da wurde für einen Versuch ein Reporter in eine Apotheke geschickt, um ein Nahrungsergänzungsmittel herzustellen und in den Verkauf zu bringen. Dieser hatte sich ganz einfach, unter Aufsicht der Apothekerin, einen „Cocktail" aus verschiedenen Vitaminen und Mineralstoffen zusammengemixt. Dieser war zum Teil gefährlich überdosiert und obendrein noch mit giftigen Pflanzenextrakten versehen. Als einzige Hürde musste er sein Nahrungsergänzungsmittel beim Bundesamt für Verbraucherschutz und Lebensmittelsicherheit anmelden. Dies funktioniert online mit nur wenigen Klicks. Du brauchst nicht einmal angeben, was drin ist. Und schon darfst du es verkaufen, kein Mensch kontrolliert es. Als die ersten Kunden es wirklich kaufen wollten, wurde das Experiment aufgelöst.

Wahnsinn, oder? Deshalb nochmals mein dringender Appell an dich: Finger weg von solchen Präparaten!

Und hier meine Empfehlung für dich: Lies dieses Buch bis zum Ende durch, verinnerliche die Switch-Philosophie und bewege dich überwiegend auf der rechten Seite der Switch-Tabelle, und du kannst das Wort „Mangelernährung" für immer aus deinem Wortschatz streichen. Du wirst völlig ohne Nahrungsergänzungsmittel auskommen. Bevor du unnötig Geld für teure Supplemente ausgibst, investiere es lieber in dienliche Lebensmittel und verwöhn deinen Körper, denn du hast nur den einen.

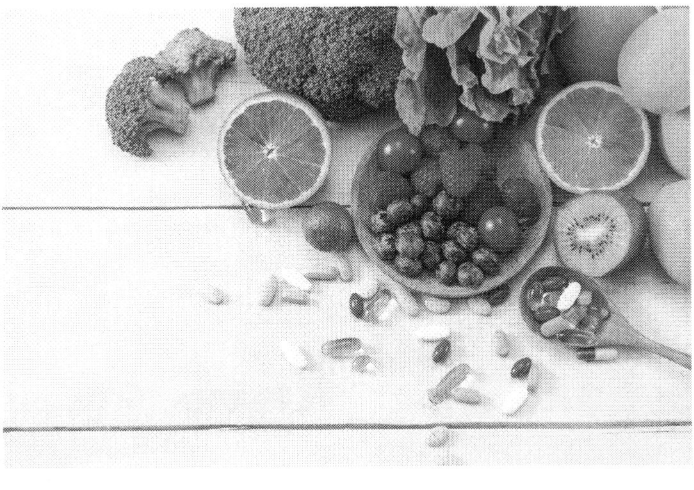

Saisonale Glücklichmacher

Früher gab es viele Obst- und Gemüsesorten nur zu bestimmten Jahreszeiten zu kaufen. Die besten Beispiele hierfür sind Spargel und Erdbeeren. Heutzutage bekommst du sie das komplette Jahr über. Aber ist das wirklich gut? Die Antwort ist „jein“. Mal angenommen, du würdest dich ausschließlich von den bei uns wachsenden Früchten und Gemüsesorten ernähren, dann gäbe es in den Wintermonaten bloß Kartoffeln, Kohl, Äpfel und Birnen auf deinem Speiseplan. Nicht gerade abwechslungsreich, oder? Auf der anderen Seite sollten wir alle darauf achten, dass unser Obst und Gemüse nicht quer über den Erdball geflogen werden. Es kommt also auf den einzelnen Fall an.

Wie komplex dieses Thema ist, möchte ich dir anhand von Tomaten und Paprika demonstrieren. Sie wachsen bei uns in Deutschland in Treibhäusern heran, vor allem während der Nebensaison, und sorgen damit für einen höheren CO2-Ausstoß als ihre Verwandten, welche in Spanien, Italien und anderen Südländern im Freiland gedeihen und zu uns einwandern. Am Ende des Tages kommt es also auf einen guten „Mix“ an. Beschäftige dich tiefer mit den einzelnen Früchten. Wo kommen sie her, warum wachsen sie genau dort und, vor allem, wer baut sie an und ist das Ganze fair gehandelt und umweltfreundlich?

Je mehr gesunde und nachhaltige Produkte im Handel gekauft werden, umso mehr wird der Fokus der Hersteller sich auf diese Lebensmittel richten. Damit trägst du wieder einmal deinen nicht zu unterschätzenden Teil zum großen Ganzen bei und tust dir selbst und vielen anderen etwas Gutes, danke dafür! Die Nachhaltigkeit spielt bei der Switch-Theorie ebenfalls eine beachtliche Rolle, denn je bewusster du einkaufst, desto mehr Vitalstoffe landen in deinem Organismus. Infolgedessen gelangst du schneller an dein „Wunsch-Ich“ und steigerst deine Lebensqualität und, falls vorhanden, die deiner gesamten Familie.

Das sind die Vorteile von saisonalen Früchten und Gemüse:

- Sie sind aufgrund der kurzen Lieferwege nachhaltiger.
- Es bedarf weniger Düngemittel und Pestizide.
- Die Produkte sind frischer und liefern deshalb mehr Vitalstoffe.
- Sie haben mehr Geschmack, da die Früchte genussreif geerntet werden können.
- Preislich gesehen sind sie wesentlich günstiger.
- Unsere Kinder können die Zusammenhänge von Klima, Anbau und Wachstum besser verstehen.
- Sie sind von Natur aus abwechslungsreich.
- Du unterstützt die regionale Wirtschaft und kleine Betriebe.

Demgegenüber steht einzig und allein ein Nachteil von saisonalen Früchten und Gemüse:

- Die Vielfalt ist etwas eingeschränkter, speziell im Winter.

Lohnt es sich also, auf die Saisonalität von Obst- und Gemüsesorten zu achten? Die Antwort ist immer: Ja, weil sie dann am besten schmecken. Dies kannst du am ehesten nachvollziehen, indem du dir die Frage stellst, wie Tomaten im Winter und wie in den Monaten von Juli bis September schmecken. Das war zur Abwechslung mal eine rhetorische Frage.

Besondere Vorsicht gilt in der Vorsaison. In dieser Zeit versuchen die Händler, schneller zu sein als andere, um dir beispielsweise den ersten Spargel anzubieten. Dieser kommt meist von weither, ist sehr teuer, wird unreif geerntet und beinhaltet weniger Vitalstoffe. Am besten besorgst du dir einen Saisonkalender, zum Beispiel aus dem Internet, und lässt dich vom Bauern auf dem Wochenmarkt oder vom Experten aus dem Einzelhandel beraten.

Jede Jahreszeit inspiriert uns mit anderen Schönheiten. Mutter Natur verwöhnt uns Monat für Monat fürsorglich und liebevoll mit ihren jeweiligen Früchten. Welche das für mich sind, möchte ich dir in den folgenden Zeilen ans Herz legen.

Januar: Grünkohl, Chinakohl, Pastinake, Petersilienwurzel, Steckrübe, Wirsing, Rosenkohl, Meerrettich, Feldsalat, Chicorée, Birnen

Februar: Chinakohl, Pastinake, Petersilienwurzel, Steckrübe, Wirsing, Meerrettich, Feldsalat, Chicorée

März: Bärlauch, die letzten Kürbisse, der erste Rhabarber, Feldsalat, Chicorée, Rucola

April: die ersten Radieschen, der erste Spargel, Spinat, Bärlauch, Rhabarber, Rucola

Mai: Frühlingszwiebeln, Spargel, Frühkartoffeln, der erste Kohlrabi und Blumenkohl, Mangold, Mairübe, Radieschen und Rettich, Rucola, Lollo rosso, Erdbeeren, Holunderblüten

Juni: Frühkartoffeln, Zuckerschoten, Erbsen, Fenchel, Salatgurke, Romanesco, Blumenkohl, Kohlrabi, Pak Choi, Spitzkohl, der letzte Spargel und Rhabarber, Kopfsalat, Lollo rosso, Lollo bianco, Romana, Eichblattsalat, Endivie, Rucola, Erdbeeren, Himbeeren, Heidelbeeren, Holunderblüten, Johannisbeeren, Stachelbeeren, Kirschen

Juli: Pfifferlinge, dicke Bohnen, Paprika, Salatgurke, Brokkoli, Blumenkohl, Kohlrabi,

Romanesco, Kopfsalat, Lollo rosso, Lollo bianco, Romana, Eichblattsalat, Endivie, Rucola, Radicchio, Aprikosen, Birnen, Brombeeren, Himbeeren, Heidelbeeren, Holunderblüten, Johannisbeeren, Stachelbeeren, Kirschen, Mirabellen, Nektarinen, Pfirsiche, Pflaumen, Zwetschgen

August: Steinpilze, Aubergine, Zucchini, Tomaten, Paprika, Salatgurke, Artischocken, Brokkoli, Blumenkohl, Kohlrabi, Romanesco, dicke und dünne Bohnen, Kopfsalat, Lollo rosso, Lollo bianco, Romana, Eichblattsalat, Endivie, Rucola, Radicchio, Aprikosen, Birnen, Brombeeren, Himbeeren, Heidelbeeren, Holunderbeeren, Johannisbeeren, Stachelbeeren, Mirabellen, Nektarinen, Pfirsiche, Pflaumen, Zwetschgen, Wassermelone

September: Kürbis, Mais, Tomaten, Paprika, Aubergine, Zucchini, dünne Bohnen, Artischocken, Blumenkohl, Brokkoli, Süßkartoffeln, Lauch, Steinpilze, Kopfsalat, Lollo rosso, Lollo bianco, Romana, Eichblattsalat, Endivie, Rucola, Radicchio, Birnen, Brombeeren, Himbeeren, Heidelbeeren, Holunderbeeren, Mirabellen, Nektarinen, Pfirsiche, Pflaumen, Zwetschgen, Wassermelone, Weintrauben

Oktober: Grünkohl, Mais, Kürbis, Rosenkohl, Rote Bete, Rot- und Weißkohl, Wirsing, Süßkartoffeln, Feldsalat, Chicorée, Rucola, Maronen, Birnen, Weintrauben

November: Grünkohl, Kürbis, Rosenkohl, Rote Bete, Rot- und Weißkohl, Wirsing, Lauch, die letzten Rettiche, Feldsalat, Chicorée, Rucola, Maronen, Birnen

Dezember: Grünkohl, Chinakohl, Pastinake, Petersilienwurzel, Steckrübe, Rosenkohl, Wirsing, Meerrettich, Feldsalat, Chicorée, Maronen, Birnen

Ganzjährig: Karotten, Sellerie, Kartoffeln, Zwiebeln, Knoblauch, Champignons und weitere Zuchtpilze wie Kräuterseitlinge, Shiitake und Austernpilze, Äpfel, Nüsse, Kräuter aller Art

Tiefgekühlt: Blattspinat, Beerenmischung, Himbeeren, Heidelbeeren, Kirschen, Zwetschgen, Champignons, Pilzmischungen, Suppengemüse und weitere Mischungen, gehackte Kräuter und Knoblauch

Die Technik macht‘s möglich. Mit Hilfe eines Tiefkühlgeräts kannst du das ganze Jahr über auf sämtliche Obst- und Gemüsesorten zurückgreifen.

Die Produktpalette reicht von „A“ wie Apfel bis „Z“ wie Zwiebel. Tiefkühlobst und -gemüse sind meist besser als ihr Ruf, denn sie werden vollreif geerntet und anschließend sofort schockgefrostet. Durch dieses raffinierte Verfahren liefern sie oftmals sogar mehr Vitamine, Aromen und Geschmack als ihre frischen Kollegen. Doch Vorsicht, achte auch bei dieser Variante auf die beste Qualität. Der Clou an der Sache ist, dass du jederzeit etwas griffbereit zu Hause hast. Das spart dir Zeit im Alltag und erleichtert dir die Umsetzung der Switch-Philosophie. Das ist übrigens die perfekte Überleitung zum nächsten Kapitel: Komm in die Umsetzung!

Teil 4: Das „Umsetzungsbuffet“ ist eröffnet

Das Prinzip der kleinen Schritte

Jede Reise beginnt mit dem ersten Schritt. Das wusste Konfuzius, einer der größten Philosophen, den die Welt je gesehen hat, schon damals um circa 500 Jahre vor Christus. Was will er uns damit sagen? Es ist völlig egal, wie groß das Ziel ist und wie weit und anstrengend der Weg dorthin sein mag: Du kannst es nur erreichen, wenn du losläufst. Du hast den ersten Schritt bereits hinter dir, Glückwunsch! Denn du hast dir dieses Buch gekauft und dich durch die ersten drei Theorieteile gelesen. Jetzt folgt der schwierigere Part, die praktische Umsetzung.

Der Weg ist das Ziel. Dieser schlaue Satz stammt ebenfalls vom weisen Konfuzius. Und ich kann dir aus eigener Erfahrung beschreiben, was er damit meint. Wie bereits erwähnt, durfte ich in den letzten Jahren zahlreiche Coachees beraten und dabei begleiten, ihre angestrebten Ziele zu erreichen. Das Interessante dabei war, dass deren zu Beginn fest definierten Wünsche sich im Laufe der Zeit veränderten. Demnach dient dir dein Ziel eher als Wegweiser und Orientierung, dein Fokus sollte jedoch stets auf dem Weg liegen, und du solltest immer das Hier und Jetzt leben und genießen.

So hatte sich beispielsweise Sophia vorgenommen, ihre einstige Strandfigur, die sie vor ihren beiden entzückenden Kindern hatte, wiederzuerlangen und mit 59 Kilo die schier undurchdringliche 60er-Mauer zu überwinden. Heute wiegt sie 63 Kilogramm und fühlt sich so fabelhaft wie noch nie in ihrem Leben. Die 59, sagt sie überzeugt, braucht sie gar nicht mehr. Ihre Wunschfigur hat sie dennoch wiedererlangt, und das ganz nebenbei, ohne jeglichen Stress und ohne sich unter Druck zu setzen. Das Schönste für sie ist, dass ihr Mann und die Kinder ebenfalls überaus begeistert von der Switch-Philosophie sind und mitmachen. Ein Mehrwert für die komplette Familie!

Ähnlich erging es Markus nach den ersten Wochen. Er hatte sich total darauf versteift, zehn Kilo abzunehmen, um so noch leistungsfähiger bei der Arbeit und beim Sport zu werden. Markus ist ein klassischer Bürohengst und begeisterter Marathonläufer. Nach kurzer Zeit stellte er bereits fest, dass er zwar kaum an Gewicht verloren hatte, aber eine Bestzeit nach der anderen aufstellte und beruflich wie privat jetzt voll durchstartete. Nachdem er die Switch-Philosophie für sich entdeckt und umgesetzt hatte, genügten ihm am Ende gerade mal fünf Kilo Gewichtsabnahme, um, so sagte er wörtlich, „die beste Version seiner selbst" zu werden.

Katharina hingegen ging es in erster Linie nicht um die Reduzierung ihres Körpergewichts, sondern darum, es zu halten und nicht wieder zuzunehmen. Vor allem war sie furchtbar davon genervt, sich ständig Gedanken darüber machen zu müssen, was sie essen durfte und was nicht. Mittlerweile hatte sie eine echte Phobie gegen das Kalorienzählen entwickelt. Ihre Lebensqualität und ihr Privatleben litten zutiefst darunter. Sie traf sich beispielsweise nicht mehr mit ihren Freundinnen zum Kaffeetrinken, aus Angst, sie müsse dann ebenfalls etwas essen, was gleich wieder eins zu eins auf ihre Hüften gehen würde. Sie war davon überzeugt, dass sie sofort zunehmen würde, sobald sie etwas Süßes bloß ansah. Nachdem sie die Switch-Philosophie verinnerlicht hatte, konnte sie sich von diesem psychischen Stress befreien. Heute kann sie wieder jeden Tag genießen, hat ihren Kopf frei für die schönen Dinge des Lebens und liebt es abgöttisch, sich spontan kulinarisch zu verwöhnen – zum Beispiel beim Kaffeetrinken mit ihren Freundinnen.

Kommen wir nun zu den besagten „kleinen Schritten". Um das Ganze bildlich darzustellen, hier eine passende Metapher: Du bist morgen Abend auf einer Feierlichkeit in München eingeladen. Das sind von Berlin aus rund 600 Kilometer, und du planst circa sieben Stunden Fahrt ein. Aus Nachhaltigkeitsgründen möchtest du keine Inlandsflüge buchen. Also fährst du noch in der Dunkelheit frühmorgens los, damit du bis zum Mittag vor Ort bist. Die Sichtweite auf der

Autobahn beträgt, je nach Witterung, zwischen 100 und 300 Meter. Du weißt jedoch, obwohl du nur wenige hundert Meter weit sehen kannst, dass du mittags nach 600 Kilometern Distanz in München ankommen wirst. Und genauso setzt du die Switch-Philosophie um: Du peilst ein Ziel an, konzentrierst dich aber stets auf die nächsten 200 Meter beziehungsweise auf den nächsten Schritt. Dadurch verlierst du nie die Motivation, im Gegenteil, du baust deine Disziplin immer weiter aus. Du bleibst stets motiviert, weil du immer wieder kleinere Ziele, deine Zwischensteps, erreichst, und feierst dich für jeden kleinen Schritt, den du weitergekommen bist. Doch bedenke bitte, dass es auf der Autobahn nicht immer im selben Tempo vorwärtsgeht, hin und wieder kommt es zu einem Stau, auf Baustellen gibt es bestimmte Tempolimits, und du musst unter Umständen mal einen Umweg fahren, oder es geht sogar mal in die entgegengesetzte Richtung. Lass dich davon bitte nicht ablenken oder herunterziehen. Du bist dir schließlich sicher, dass du morgen Mittag in München ankommen wirst, egal, was passiert. Das Leben verläuft nie linear, es ist ein ständiges Auf und Ab. Du wirst von mir auf den folgenden Seiten noch viele Tipps dazu erhalten, wie du deine

Willenskraft aufrechterhältst und für die Zukunft stärker und stärker wirst.

Um das Prinzip der kleinen Schritte auf das Abnehmen zu übertragen, setzt du dir realistische und gleichzeitig herausfordernde Meilensteine. Das könnte dann ungefähr so aussehen: Du möchtest dein Gewicht um 24 Kilo reduzieren und nimmst dir vor, das innerhalb eines Jahres zu schaffen. Nun brichst du dies herunter auf monatlich 2 Kilo, besser noch alle 14 Tage 1 Kilo Gewichtsverlust oder eben ein halbes Kilo pro Woche. Mit der wöchentlichen Methode fährst du meiner Erfahrung nach am besten. Auf diesem Weg behältst du den Überblick, hast ständig einen Grund zum Feiern und bleibst motiviert und damit weiter auf Kurs. Du wirst dieses Jahr definitiv durchziehen und bist dir stets bewusst, dass du „in München ankommen wirst". Wenn du dann doch mal im Stau stehen solltest, mach dir keinen Kopf, dafür geht der kommende Streckenabschnitt wieder schneller voran. Wiege dich bitte nicht öfter als einmal pro Woche, da du sonst den täglichen Wasserschwankungen zum Opfer fallen wirst und so früher oder später unzufrieden und verärgert bist und deine Reise vielleicht sogar abbrichst. Ähnlich wie beim zu schnellen Fahren wirst du ebenso für zu schnelles Abnehmen bestraft. Wissenschaftliche Studien haben gezeigt, dass wir nicht mehr als 500 Gramm Körpergewicht pro Woche verlieren sollten, alles andere ist kontraproduktiv.

Kommt es zu einem zu raschen Gewichtsverlust, leitet dein Körper sofort Gegenmaßnahmen ein und fährt den Stoffwechsel herunter. Damit spart er Energie ein und bildet gleichzeitig so viele Fettreserven wie möglich. Der Grund dafür reicht bis zu deinen Vorfahren zurück: In der Steinzeit gab es noch keine Snackautomaten, Einkaufsmöglichkeiten oder Schnellrestaurants so wie in der Gegenwart, das heißt, die Menschen wussten nie, wann sie wieder etwas zwischen die Zähne bekamen. Es ging damals ums nackte Überleben. Also hamsterte der Körper erstmal alles ein, was er bekam. Dieser Urinstinkt sitzt heute noch immer tief in dir, du kannst dich nicht dagegen wehren. Dein Körper liebt also Übergewicht. Du kannst ihn lediglich austricksen, indem du in kleinen Schritten abnimmst.

An diesem Punkt warne ich dich ausdrücklich davor, zu schnell Gewicht zu verlieren, weil du sonst Gefahr läufst, durch den damit meist einhergehenden

Nährstoffmangel energielos und schlapp zu werden, was wiederum dazu führen könnte, dass du rechts heranfährst und aufgibst. Und wenn du es so richtig übertreibst, können sogar schlaffe Haut und Dehnungsstreifen, Schlafstörungen und Depressionen die Folgen sein. Indizien für zu rasches Abnehmen sind Gereiztheit, Konzentrationsschwierigkeiten und Kreislaufprobleme. Sobald du diese Symptome bemerkst oder dich jemand darauf anspricht, schaltest du besser einen Gang zurück. Denk daran, du wirst trotzdem „in München ankommen".

Ein weiteres Beispiel: Als Vorsatz fürs neue Jahr möchtest du mehr Sport treiben. Um den nötigen Druck aufzubauen, hast du dich zum diesjährigen Frankfurt-Marathon angemeldet. Nimmst du dir für deine erste Trainingseinheit gleich die komplette Strecke vor, führt das garantiert zu einer ernüchternden Enttäuschung. Nach zehn Kilometern ist bereits Schluss, du bist völlig zerstört und brichst ab. In den nächsten Tagen, vom Muskelkater des Grauens geplagt, verwirfst du dein Projekt gleich wieder und bist deprimiert. Wie wäre es stattdessen hiermit: Da das Jahr gerade erst begonnen hat und das Event Ende Oktober stattfindet, hast du exakt

42 Wochen Zeit. Beginne mit einem Kilometer und steigere dich von Woche zu Woche um einen weiteren Kilometer, und du wirst am Ende hundertprozentig „in München“ beziehungsweise in Frankfurt ankommen. Konzentriere dich dabei immer auf die Folgewoche und den nächsten angestrebten Kilometer. Mit diesen kleinen Schritten wirst du ebenso die Switch-Philosophie fest in deinen Alltag integrieren und dein Ziel hundertprozentig erreichen. Bilder sagen mehr als tausend Worte:

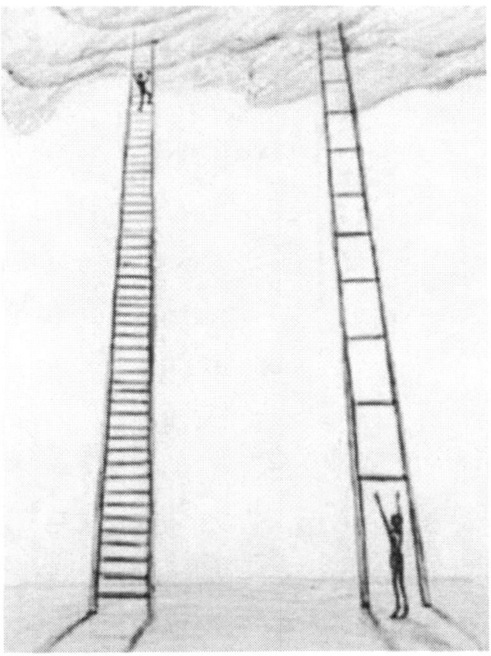

Routinen schaffen mit der 21/90-Methode

Wir sind das, was wir wiederholt tun. Was möchte uns Aristoteles, der berühmte griechische Wissenschaftler und Philosoph, mit diesem Satz mit auf die Reise geben? Deine Taten entscheiden am Ende des Tages, was du sein wirst. Und genau jene Handlungen laufen zu circa 90 % in deinem Unterbewusstsein ab, völlig automatisch, ohne dass du darüber nachdenken musst. Und dies ist auch so gewollt, denn dein Gehirn ist ein wahrer Energiefresser – es stellt zwar nur knapp 2 % deiner Körpermasse dar, benötigt dafür jedoch in etwa 20 % der Gesamtenergie. Das beste Beispiel hierzu ist das Autofahren: Du steigst ein, und los geht's, oder? Du machst dir keinerlei Gedanken darüber, wie genau du den Motor startest, wann du schalten, bremsen oder Gas geben musst, richtig? Die Rede ist von Automatismen, tust du sie regelmäßig, nennen wir sie „Routinen".

Dein Gehirn liebt Routinen, mach dir dies zu Nutze. Entwickle positive Gewohnheiten, die, wenn du sie lange genug wiederholst, später zu festen Routinen werden und dir somit das Leben in vielen Bereichen, vor allem für einen gesunden Lebensstil und das Abnehmen, exorbitant erleichtern. Stell dir vor, du wirst nie wieder einen Gedanken daran verschwenden, was du heute essen darfst und was eher nicht. Ist eine Routine erstmal etabliert, bleibt sie dir so lange erhalten, bis du sie bewusst wieder unterbrichst und sie ablegst. Mach dir die Switch-Philosophie zu deiner Routine, verinnerliche ihre Inhalte, bewege dich fast ausschließlich auf der rechten Seite der Switch-Tabelle, so konsumierst du automatisch überwiegend dienliche Lebens- und Nahrungsmittel, ohne ständig darüber nachdenken zu müssen – wie beim Autofahren, denk stets an die Reise nach München. So behältst du einen freien Kopf und hast jede Menge Energie für andere wichtige Dinge.

Zu diesem spannenden Thema existieren unzählige Studien darüber, wie viel Zeit wir benötigen, um Gewohnheiten und Routinen zu schaffen. Aus meiner eigenen Erfahrung heraus gebe ich dir mit, dass du eine Gewohnheit nach bereits 21 Tagen etabliert hast. Dazu bedarf es jedoch eines hohen Maßes an Willenskraft und Motivation. Ziehe diese drei Wochen durch, komme, was wolle. Sobald du einen Tag unterbrichst, musst du wieder von vorne beginnen. Du weißt genauso gut wie ich, dass diese zwei essenziellen Beweggründe, also die Willenskraft und die Motivation, sehr flüchtig sein können. Das heißt für dich, nach den ersten 21 Tagen weiter dranzubleiben, nicht ein einziges Mal auszusetzen, so lange, bis du schließlich nach etwa 90 Tagen eine feste Routine daraus entwickelt hast – daher der Name dieser Methode. Dann hast du es geschafft, du brauchst keinerlei Willenskraft oder Motivation mehr, um die Gewohnheit fortzuführen. Diese sogenannte Disziplin kannst du auf dieselbe Weise wunderbar auf andere Lebensbereiche übertragen.

Anfangs hast du dir noch jedes Mal die Frage gestellt, ob du heute joggen gehst oder es dir bei dem Sauwetter lieber auf der Couch gemütlich machst. Jetzt, nachdem es für dich zur Routine geworden ist, jeden zweiten Tag direkt nach der Arbeit laufen zu gehen, spielt das Wetter keine Rolle mehr, du wirst keine Ausreden mehr suchen. Wenn ich damals keine Lust auf Sport hatte, überlegte ich mir immer, was ich sonst noch so tun „müsste" wie einkaufen gehen, mich mit Freunden treffen, die Küche aufräumen, das Auto saubermachen oder mal wieder die Oma besuchen. Du findest jedes Mal eine Ausrede, wenn du das willst, das ging dir doch bestimmt ebenfalls schon mal so, stimmt's?

Leg dir Zahnseide, Interdentalbürsten und Zungenreiniger direkt neben Zahnbürste und Mundwasser. Das erinnert dich daran, sie regelmäßig zu benutzen. Wenn du sie erst suchen musst, wirst du sie nach einem langen und anstrengenden Tag nicht mehr verwenden und dich lieber schnellstmöglich in die Horizontale begeben, also dich ins Bett legen.

Plan dir regelmäßige Zeitfenster für deine Trainingseinheiten ein, unabhängig davon, ob es anfangs lediglich zügige Spaziergänge im Herzfrequenzbereich von 100 bis 120 sind oder ob es anstrengendere Übungen im Fitnessstudio oder zu Hause werden. Machst du momentan noch nichts für deine Bewegung? Dann genügen zu Beginn bereits zwei Einheiten pro Woche, die du nach dem Prinzip der kleinen Schritte Stück für Stück steigerst. So führst du dich entspannt an die Sache heran und bleibst motiviert. Sei stolz auf dich und feiere jeden Fortschritt. Auf diese Weise entwickelst du nach spätestens drei Wochen deine neue positive

Gewohnheit und verankerst diese im Laufe der Zeit immer tiefer in deinem Unterbewusstsein, bis sie schließlich zu deiner Routine wird und damit dein Leben unheimlich bereichert.

Ein erstrebenswertes Ziel könnte ungefähr so aussehen: pro Woche je zwei Ausdauereinheiten wie Radfahren, Laufen oder Benutzen des Steppers beziehungsweise ähnlicher Geräte sowie dreimal Krafttraining oder Bodyweight-Übungen im Studio, zu Hause oder im Freien, gerne mit Freunden und in der Gruppe, das beflügelt noch mehr. Zu Beginn sind je 10 bis 20 Minuten vollkommen ausreichend, später darfst du das Ganze dann sukzessiv steigern. Bodyweight-Training hat viele Vorteile: Du bist superflexibel, kannst überall und zu jeder Uhrzeit trainieren, nutzt dein eigenes Körpergewicht im positiven Sinne und brauchst keinerlei Hilfsmittel oder Geräte. Schau dir hierzu zum Beispiel auf YouTube Videos von Profis an, damit du die Übungen so sauber wie möglich ausführst, das optimale Ergebnis für dich herausholst und Verspannungen sowie Verletzungen aus dem Weg gehst. Meine persönliche Empfehlung für dich: Tobias Gröger. Du findest sein umfangreiches Angebot im Netz unter https://www.bizzlatic.com und auf YouTube bringt er als „Tobi4Fitness“ deinen Puls auf Hochtouren. Reinschauen lohnt sich, seine Trainingseinheiten sind sehr effektiv, bringen dich weiter und machen aufgrund seiner motivierenden und herzlichen Art zudem noch Riesenspaß! Er ist mein langjähriger Freund und Vorbild, bringt Bewegung in alle Altersklassen, und mit seinem breiten Portfolio bedient er wirklich jedes Fitnesslevel. Es ist für jeden umsetzbar und eine echte Bereicherung, egal ob für Anfänger oder Fortgeschrittene. Und wie du das bestmöglich in deinem Alltag hinbekommst und dabei sogar eine gewisse Disziplin, Leichtigkeit und Freude für dich gewinnst, zeige ich dir anhand des nächsten Tipps, der 5-Minuten-Regel.

Die 5-Minuten-Regel

Ziel und Zweck dieser hilfreichen Technik ist es, dir zum einen das Leben zu erleichtern, indem du Energie einsparst, wenn du Entscheidungen treffen musst, sodass du überraschend viele Dinge erledigt bekommst und deinen Fokus wie einen Laserstrahl schärfst. Und zum anderen stärkst du deine Disziplin, weil du deine Vorhaben immer konsequenter durchziehst und dir nebenbei noch Routinen schaffst. Dies werde ich dir gleich anhand einiger Beispiele demonstrieren. Doch zuvor möchte ich dir klarmachen, dass, egal was du im Leben tust, du ein besseres Ergebnis dabei erzielen wirst, wenn du Ablenkungen vermeidest und dich zu 100 % einzig auf die eine Sache konzentrierst. Wir sind für Multitasking einfach nicht gemacht, wie uns unzählige wissenschaftlich fundierte Studien gezeigt haben.

Stell dir dein Gehirn wie einen Computer vor: Du besitzt eine gigantisch große Festplatte, dein Unterbewusstsein. Und du hast im Verhältnis gesehen einen winzig kleinen Arbeitsspeicher, dein Wachbewusstsein. Das Unterbewusstsein speichert alles ab, was du jemals erlebt hast. Das können Erfahrungen, dazugewonnenes Wissen, Bilder, Geräusche, Berührungen, Gerüche und damit verknüpfte Gedanken sein. Wenn du beispielsweise den Duft von gegrilltem Fisch und Meeresfrüchten oder den Geruch von exotischem Duschgel mit Mango und Kokosnuss in die Nase bekommst, wird dich das womöglich an deinen letzten Urlaub erinnern, während der Geruch von Zimt und Orangen dich für einen kurzen Moment in deine Kindheit zurückwirft, als du mit Oma Weihnachtsplätzchen gebacken hast. Es ist lange her, und dennoch kannst du dich immer noch gut an kleinste Details erinnern – kennst du das? Wahnsinn, oder?

Dein Arbeitsspeicher hingegen hat die Aufgabe, Informationen und Reize zu erfassen, eine vorhandene Situation mit deinen bisherigen Erlebnissen abzugleichen, die optimale Lösung zu finden und dich zu einer Entscheidung zu bewegen. Diese Prozesse kosten viel Energie. Wie du bereits gelernt hast, geht es uns aber zu jeder Zeit darum, Energie zu sparen beziehungsweise nicht zu verschwenden, sondern für die wesentlichen Dinge im Leben einzusetzen. Dein Gehirn ist in der Lage, eine Datenmenge von ungefähr 7 Bit pro Sekunde aufzunehmen, in Wirklichkeit überfluten dich jedoch circa 11 Millionen Reize. Nochmal: Jede Sekunde rauschen 11.000.000 Informationseinheiten durch deinen Kopf! Wie kann das sein? Nun, während du gerade dieses Buch liest, nimmst du alle Buchstaben auf dieser Seite wahr, Licht und Schatten, vielleicht hörst du nebenbei noch Musik, deine Ohren erfassen sämtliche Geräusche um dich herum, du fühlst gleichzeitig die Kleidung auf deiner Haut, dein inneres Thermometer misst ständig die Umgebungstemperatur, und wenn jetzt noch eine Nachricht auf deinem Handy aufploppt, dann hast du es geschafft: Dein Arbeitsspeicher ist voll und du überfordert. Was, glaubst du, bleibt von dem Gelesenen wirklich hängen, wie viele Wörter und Informationen kann dein Arbeitsspeicher verarbeiten und auf deiner großen Festplatte sichern, wenn du deinen Arbeitsspeicher dermaßen beanspruchst? An dieser Stelle appelliere ich an dich, alle unnötigen Ablenkungen zu vermeiden. Für die Zeit, in der du dich mit diesem Buch und der Switch-Philosophie auseinandersetzt und du deine Lebensqualität nach oben schrauben möchtest, legst du bitte dein Handy an einen Ort, an dem du es nicht sehen und hören kannst. Danke für deine Aufmerksamkeit.

Zurück zu deinem „Computer“: Es ist essenziell, hin und wieder bestimmte Aufgaben zu erledigen sowie nicht benötigte Fenster und Programme zu schließen, um einen freien Kopf zu bekommen. Ansonsten wird früher oder später dein System überlastet sein, dein Arbeitsspeicher blockiert, du bekommst nichts mehr gebacken und musst deinen

Computer vollständig herunterfahren. Das bedeutet, du bist total überfordert, energielos und kannst keine guten Entscheidungen mehr treffen. Gerade heute, im Zeitalter der ständigen Reizüberflutungen, kommt es unablässig zu solchen Situationen. Kennst du das? Du vergisst Termine, Gegenstände gehen verloren, Ideenreichtum und Leichtigkeit gehen flöten. Ein einziger Blick auf deine Mails oder den Social-Media-Feed genügt bereits aus, um deinen Arbeitsspeicher zu füllen. Und das Schlimme daran ist, dass du deinen Fokus mit einer einzigen Ablenkung schlagartig verlierst.

Angenommen, du sitzt im Büro an einer wichtigen Arbeit und bist tief ins Thema versunken. Ein Kollege wünscht dir im Vorbeigehen einen schönen guten Morgen und fragt dich höflich, wie es dir geht. Und, zack, ist dein Fokus weg! Das Verhängnisvolle daran: Bis du jetzt wieder in deine zuvor erlangte Konzentration kommst, benötigst du zwischen 20 und 40 Minuten. Such dir für solche Arbeiten besser einen ruhigen Ort ohne Ablenkungen aus und überleg dir andersherum gut, wann du selbst einen Kollegen ansprichst. Warte ebenso zu Hause, wenn du beispielsweise deinem Partner/deiner Partnerin liebevoll eine Tasse Tee anbieten möchtest, auf den richtigen Zeitpunkt. Vermeide somit auch du, andere unnötig zu unterbrechen. Sie werden es dir danken, wenngleich meist unterbewusst.

Jedes Mal, wenn du dir irgendwelche Sachen vornimmst, bleibt das so lange in deinem Arbeitsspeicher, bis du es bewusst wieder herausnimmst. Fachleute sagen dazu „Loop". Stell dir vor, eine hübsche Dame oder ein attraktiver Mann ruft dir nach einem netten Plausch in der Bahn ihre beziehungsweise seine Handynummer zu. Wie wahrscheinlich ist es, dass du dir diese 12-stellige Nummer merken kannst? Du versuchst krampfhaft, die Zahlenfolge in Erinnerung zu behalten, musst sie dir unbedingt schnellstmöglich aufschreiben, du wirst schier wahnsinnig beim Gedanken daran, sie zu vergessen und deine Chance auf ein nettes Abendessen oder mehr zu verlieren. Glaubst du, in dieser Situation kannst du noch weitere Dinge aufnehmen? Du wirst den Loop so lange offen haben, bis du dir entweder die Nummer notiert oder sie zu deinem Bedauern schlussendlich vergessen hast. (Ich hoffe sehr, dass du es geschafft hast!)

Der absolute Klassiker sind Neujahrsvorsätze. Du

hast dir wie jedes Jahr zu Silvester eine riesengroße Liste mit den Vorhaben erstellt, die du nächstes Jahr umsetzen möchtest, zum Beispiel regelmäßig ins Fitnessstudio zu gehen, abzunehmen, mehr zu lesen, weniger Serien zu schauen, dich weiterzubilden, mehr Zeit in Familie und Freunde zu investieren und so weiter. Nach den ersten Wochen hast du das meiste bereits wieder vergessen – denkst du, denn dein Unterbewusstsein hat es noch nicht abgehakt. Aus dem Grund, dass du es nicht bewusst von deiner Liste gestrichen hast, ploppt es immer wieder aus deinem Unterbewusstsein auf und verursacht, dass dein Arbeitsspeicher voll ist. Sei dir stets im Klaren darüber, was noch offen ist und welche Loops du besser schließen solltest, entweder durch Abarbeiten oder indem du dir eingestehst, dass du es zum jetzigen Zeitpunkt nicht bearbeiten kannst oder möchtest. Dann schreib es dir für später auf und trage dir im Kalender eine Erinnerung ein. Dazu gehören unter anderem Versprechungen, die du irgendwann einmal irgendjemandem gemacht hast, auch dir selbst. Je weniger offene Dinge, also Loops, in deinem Kopf herumschwirren, desto besser für dich. Laut einigen Studien wirst du auf diesem Weg deine Leistungsfähigkeit um bis zu 200 % steigern oder, anders gesagt, verdreifachen können – verrückt, oder?

So, wie du die eine Sache tust, tust du alles andere im Leben. Nimm dir für deine Zukunft vor, die Dinge richtig zu tun, denn es ergibt einfach keinen Sinn, den Rasen bloß zum Teil zu mähen, die Wäsche nur etwas zu waschen, das Geschirr ein bisschen zu spülen, nur eine Viertelportion Essen zuzubereiten oder deinem Mann/deiner Frau lediglich stellenweise zuzuhören und nur ein wenig zu lieben. Setze stets deinen vollen Fokus auf die anstehende Aufgabe, und sobald diese erledigt ist, widmest du dich der nächsten. Die Rede ist von Effizienz, also die Dinge richtig zu tun. Effektivität dagegen bedeutet, überhaupt erstmal die richtigen Dinge zu tun. Ein Beispiel: Du möchtest erfolgreich abnehmen und setzt dabei auf die Switch-Philosophie. Sehr gut, dann hast du schon mal alles richtig gemacht. Glückwunsch, du bist effektiv! Jetzt musst du bloß noch effizient werden. Bedeutet, setze dein durch dieses Werk gewonnenes Wissen bestmöglich in die Tat um. „Kennst du schon?“ oder „Kannst du schon?“ – bist du dir des Unterschieds bewusst? Erfolg hat lediglich drei Buchstaben: TUN, los geht´s!

Die 5-Minuten-Regel wird dir dabei helfen, deine Vorhaben wirklich in die Tat umzusetzen. Der Trick dabei ist ganz einfach: Du nimmst dir eine Sache vor, ziehst diese für mindestens fünf Minuten durch, und dann darfst du entscheiden, ob du weitermachst oder aufhörst. In über 90 % aller Fälle wirst du fortfahren. Und jetzt übertrage diese Regel auf Themen wie das Joggengehen, das Wäschemachen, das Bügeln, das Zimmeraufräumen, das Ausmisten des Büros und so weiter. Du wirst so gut wie nichts mehr aufschieben, leerst deinen Arbeitsspeicher dadurch, und dein Kopf ist frei. Das wiederum ermöglicht es dir, in einen Flow-Zustand zu gelangen, in dem du dich wohlfühlst sowie leicht und voller Energie bist.

Falls du nach den besagten ersten fünf Minuten zu dem Entschluss kommst, dass du keinen Bock mehr hast oder du aus welchen Gründen auch immer das Ganze jetzt gerade nicht weiterverfolgen kannst oder möchtest, lass es. Dann sei bitte so ehrlich zu dir selbst und gestehe dir ein, dass heute nicht der richtige Tag dafür war. Verschiebe es bewusst, nimm es aus deinem Arbeitsspeicher heraus und setze es auf die Liste für den nächsten Tag oder nächste Woche. Und falls du jetzt denkst, du musst doch aber… NEIN! Du musst gar nichts, du musst weder dir noch sonst irgendjemandem etwas beweisen. Wenn du auf eine bestimmte Sache absolut keine Lust hast, sie aber dennoch durchziehst, was, glaubst du, wird dabei herauskommen? Mit Sicherheit kein besonders gutes Ergebnis, oder? Lass dir das mal durch den Kopf gehen…

Bevor wir das nächste fundamentale Thema anschließen, möchte ich dir noch einen weiteren Tipp fürs Leben mitgeben: Halte deine To-do-Liste stets überschaubar, mit so vielen Punkten wie nötig, aber so wenigen wie möglich. Am besten sortierst du sie und arbeitest sie der Reihe nach von dringend nach wichtig ab. Unzufriedenheit entsteht immer dann, wenn deine Erwartungen nicht erfüllt werden. Setze dir zwar herausfordernde Ziele, aber bleib dabei stets realistisch. Hast du dir für morgen sieben Sachen vorgenommen und schaffst es allerdings nur, drei davon zu erledigen, was, meinst du, wie glücklich du darüber sein wirst? Setzt du dir dagegen lediglich die drei wirklich wichtigen und dringenden Punkte auf deine Liste und arbeitest diese komplett ab, wie sieht

es dann wohl auf deiner Zufriedenheitsskala aus? Oder, anders ausgedrückt: Stell dir vor, du legst dich abends ins Bett und hast von deinen sieben Vorhaben drei abgehakt – wie gut wirst du heute Nacht wohl schlafen? Dein Schlaf wird alles andere als erholsam sein, denn dein Unterbewusstsein wird ständig die offenen Loops aufploppen lassen, und dein Arbeitsspeicher rattert die gesamte Nacht hindurch. Schließe deine Loops, so oft es geht, und vor allem vor dem Schlafengehen!

Die Magie der Visualisierung

Nur 3 % aller Menschen setzen sich konkrete Ziele. 97 % dagegen hätten zwar gerne ihre Traumfigur oder ihr „Wunsch-Ich", aber ohne einen konkreten Zeitstrahl werden das bloß Wünsche und Träume bleiben. Du machst das anders, okay, du gehörst also ab jetzt zu den 3 %. Ein klares Ziel könnte zum Beispiel so aussehen: Ich möchte bis Ende dieses Jahres 20 Kilogramm abnehmen. Oder: Ich möchte bis spätestens zum 31.10. einen Halbmarathon unter 1 Stunde und 45 Minuten laufen. In spätestens zwei

Jahren möchte ich mein Gehalt um 20 % gesteigert haben. Einer der Hauptgründe, weshalb so viele Menschen ihre Ziele nicht erreichen, ist die Folge ihrer nicht ausreichenden Vorstellungskraft. Sie können sich das Ergebnis, ihren Erfolg, das langersehnte Ziel einfach nicht konkret vorstellen. Um deiner Vorstellungskraft auf die Sprünge zu helfen, setzt du auf die Magie der Visualisierung. Dafür gibt es die verschiedensten Möglichkeiten.

Nutze deine Spiegelneuronen. Ja, du hast richtig gelesen: Spiegelneuronen. Das sind spezielle Zellen in deinem Gehirn, die im vorderen Stirnlappen sitzen. Ihre Aufgabe ist es, dich dafür zu sensibilisieren, was gerade in deinem Umfeld geschieht, und entsprechende Gefühle in dir auszulösen. In der Steinzeit war das noch überlebensnotwendig: Wenn der Säbelzahntiger hinter deinem Clan her war und sich Panik verbreitete, reagierten deine Spiegelneuronen blitzschnell. Selbst wenn du die wilde Bestie nicht persönlich zu Gesicht bekommen hast, schoss bei dir das Adrenalin durch den Körper, du wechseltest vom Ruhe- in den Fluchtmodus und ranntest mit deinen Artgenossen um dein Leben. In der heutigen Zeit kann uns das zum Glück nicht mehr passieren, und dennoch sind die Spiegelneuronen bedeutender denn je. Sie sind es, die es uns ermöglichen, Mitgefühl und Empathie zu empfinden und uns in dieser schnelllebigen und hochsensiblen Welt zurechtzufinden. Hier einige Beispiele: Stell dir vor, du bist Mama und stillst dein Baby. Dieses hat sich erkältet und braucht gewisse Abwehrstoffe. Deine Spiegelneuronen erkennen die Situation und geben diese Informationen weiter. Dein Körper stellt die Zusammensetzung der Muttermilch um und versorgt deinen Säugling nun mit den entsprechenden Nährstoffen und Antikörpern, damit es deinem Sprössling schnellstmöglich besser geht. Beeindruckend, oder?

Ist dir schon mal aufgefallen, dass du ebenfalls gähnst, wenn andere um dich herum dies tun? Das ist ebenfalls ein Relikt aus der Urzeit, um die Gruppe zu schützen, damit keiner zurückbleibt. Beobachte doch mal, wie die Menschen sich im Café oder Restaurant gegenübersitzen. Meist nehmen sie dieselbe Position ein, zum Beispiel haben sie eine Hand im Schoß und die andere auf dem Tisch, während sie mit der Serviette spielen. Das bringt uns besonders beim Kennenlernen, beim ersten Date oder beim Meeting mit den Kollegen auf der Arbeit sowie beim Verkaufsgespräch mit Kunden weiter, denn wenn wir die Position unseres Gegenübers spiegeln, erfahren beide Parteien das Gefühl der Bestätigung, was Sympathie und Vertrauen schafft. Selbst wenn sich zwei Personen mit verschränkten Armen gegenüberstehen, bedeutet das nicht, dass sie sich nicht mögen, im Gegenteil, sie verstehen sich, sie kommunizieren auf derselben Frequenz.

Aber nun zu dir. Du kannst diesen Effekt wunderbar für dich und das Weiterkommen in Richtung deiner Ziele nutzen. An dieser Stelle zitiere ich meinen Mentor Tobias Beck: „Du bist die Summe der fünf Menschen, mit denen du dich am meisten umgibst!“ Dieser Satz hat mein Leben, im positiven Sinne, entscheidend verändert. Nehmen wir mal an, du möchtest in den nächsten sechs Monaten zehn Kilo abnehmen und die fünf Menschen, mit denen du am häufigsten zu tun hast, auf der Arbeit und privat, sind allesamt übergewichtig und halten nichts von gesunder Ernährung und Sport. Wie erfolgreich, denkst du, wirst du sein? Erreichst du so dein angestrebtes Ziel? Hier mein Geheimtipp für dich: Sortiere dein Umfeld drastisch aus und optimiere es so, dass es zu deiner Zukunft passt. Das klingt jetzt vielleicht etwas hart, aber nur so wirst du weiterkommen. Das gilt übrigens ebenso für deine Karriere, für deine Persönlichkeit und für dein Privatleben. Keine Sorge, das bedeutet jetzt nicht, dass du bestimmte Freunde oder Verwandte nicht mehr treffen darfst, aber such vermehrt den Kontakt zu ernährungsbewussten und fitten Leuten, zumindest für die nächsten sechs Monate, bis du dein Ziel erreicht hast. Sie bringen dich mit Sicherheit weiter, und den Rest übernehmen deine Spiegelneuronen, darauf kannst du dich verlassen.

Hand aufs Herz, wie möchtest du gerne aussehen? Mach dir das bitte klar und schmücke deine Wohnung mit entsprechenden Bildern. Das können Fotos von dir aus früheren Zeiten oder Bilder von einer Bekannten oder deinem Idol sein. Doch möchte ich dich davor warnen, dich mit irgendjemandem zu vergleichen, schon gar nicht mit

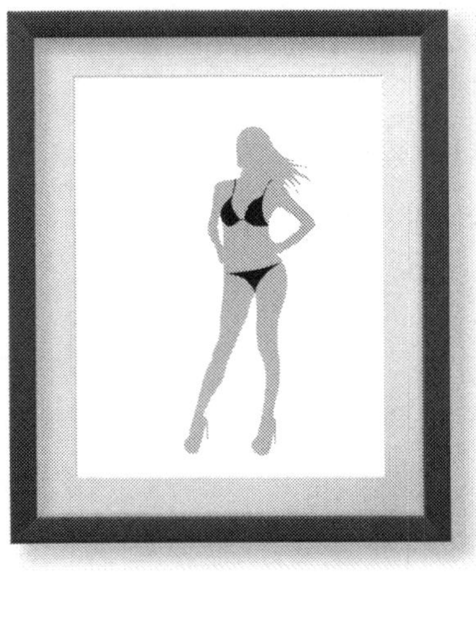

irgendwelchen Supermodels oder Influencern. Der folgende Satz des dänischen Philosophen Søren Kierkegaard, wird dich immer daran erinnern und dich stets davor bewahren, aufgrund dessen in schlechte Laune zu verfallen: „Das Vergleichen ist das Ende des Glücks und der Anfang der Unzufriedenheit!“ Es wird immer jemanden geben, der schöner, schneller oder besser ist als du, aber du bist du, und du bist so, wie du bist, genug. Um es mit den Worten von Marlon Brando zu sagen: „Nur wer seinen eigenen Weg geht, kann von niemandem überholt werden!“

Konzentriere dich auf dich und dein Ziel. Häng dir die entsprechenden Fotos an deine Lieblingsorte sowie in Küche, Bad und Schlafzimmer oder ins Auto und an deinen Arbeitsplatz. Benutze sie als Hintergrundbild auf deinem Handy und Computer. Deine Spiegelneuronen werden alles in Bewegung setzen, um dich und deinen Körper an jene Bilder anzupassen. Und schon sind wir wieder in der Urzeit, denn das hat uns damals unser Überleben gesichert: Jeder, der anders war, musste den Clan verlassen, und das wiederum bedeutete den sicheren Tod. Übrigens ist dies sogar noch für die heutige Zeit durch Studien wissenschaftlich belegt: Die Angst Nummer eins des

Menschen ist es, nicht dazuzugehören und aus der Gruppe ausgeschlossen zu werden. Du kennst das bestimmt noch aus deiner Schulzeit, wenn du nach vorne treten und vor der Klasse sprechen musstest, oder? Für viele der blanke Horror. Thomas Gottschalk sagte einmal in einem Fernsehinterview, dass er vor jedem seiner Auftritte, selbst heute noch, nervös wird und schwitzige Hände bekommt. Es geht um ebendiese Angst, nicht anerkannt zu werden, um die Furcht vor Ablehnung, der wir verständlicherweise lieber aus dem Weg gehen. Er sagte außerdem, er wisse genau, dass er dieses Gefühl von Lampenfieber niemals loswerden würde, also wieso dann dagegen ankämpfen? Sei clever und wandle diese Energie wie er in positive Energie um und lass sie nicht gegen dich, sondern für dich arbeiten.

Dein Belohnungskalender. Ein weiterer Grund, weshalb viele Menschen ihre Vorhaben, Vorsätze und Ziele über Bord werfen, ist ihr „schlechtes Gewissen“, das dann einsetzt, wenn sie sich nicht an ihren Plan gehalten haben. Kennst du das? Damals bei meinen etlichen Abnehmversuchen mit den unterschiedlichsten Diäten habe ich dies zur Genüge am eigenen Leib erfahren müssen. Ich startete meist hochmotiviert zum Monatsanfang, doch von Woche zu Woche wurde es immer schwieriger, meinem zu hoch gesteckten Ziel näherzukommen und durchzuhalten. Eines Tages übermannten mich meine negativen Gefühle wie Gereiztheit, Müdigkeit und Frust so sehr, dass ich meine mir selbst auferlegten Regeln brach und doch wieder zum Nutellaglas griff. Und, zack, warf ich mein komplettes Projekt mit dem leeren Nutellaglas gleich mit in die Tonne. Rückblickend kann ich dir aus dieser Geschichte mitgeben, dass dies ein vermeidbarer Fehler gewesen war, denn es ist ja eigentlich nichts Schlimmes passiert. Am Ende des ersten Monats hatte ich mich an nur einem Tag nicht an den Plan gehalten – und weiter nichts. Trotzdem gab ich auf. Ich hatte zu der Zeit leider keine Hilfe und kein Buch, welches mir bei der Umsetzung half.

Stell dir einen Monat mit 30 Tagen auf einem großen Plakat vor. An 29 Tagen habe ich meine „Diät“ durchgehalten und sie im Kalender mit einem Haken markiert. Lediglich ein einziger Tag ist schiefgelaufen und trug im Kalender ein „X“. Ich konzentrierte mich völlig auf diesen einen

Tag, also darauf, was schlecht gelaufen war, statt einfach das Positive zu betrachten und mich für 29 erfolgreiche Tage zu feiern. Wir neigen leider dazu, ständig bloß das Negative wahrzunehmen. Wir lieben schlechte Nachrichten, oder wie viele Zeitungen oder Fernsehsendungen mit „*good news*“ kennst du? Dies ist eine weitere Alarmfunktion in unserem Unterbewusstsein aus vergangenen Zeiten, um uns vor Gefahren fernzuhalten. Sicherlich wirst du ebenfalls Tage erleben, die nicht so gut laufen, an denen du zu einem Schokoriegel greifst oder dich mit einem alkoholischen Getränk zum Feierabend herunterholst. Das ist völlig normal und in Ordnung, bestrafe dich dafür nicht. Belohne dich vielmehr dafür, wenn deinen Kalender am Ende des Monats mehr Haken als Kreuze zieren. Das Abnehmen findet zum größten Teil in deinem Kopf statt.

Gehe es langsam an, Schritt für Schritt: Markiere anfangs jeden Tag, an dem du etwas geswitcht hast, später dann jeden Tag, an dem du dich überwiegend auf der dienlichen Seite der Switch-Tabelle bewegen konntest. Betrachte stets die erfolgreichen Tage und sei stolz auf deine Leistung. Im Laufe der Zeit setzt du dir dann immer herausforderndere Vorgaben für deine Belohnung. Das könnte ungefähr so aussehen, dass du dich nach dem ersten Monat dafür belohnst, wenn du pro Tag eine Sache geswitcht hast, im zweiten Monat markierst du die Tage, an denen du zu über 50 % auf der dienlichen Seite unterwegs warst, anschließend 60 %, dann 70 % und immer so weiter. Dasselbe Prinzip übernimmst du für deine Monate: Während du dich zu Beginn nach 50 % erfolgreichen Tagen, also mehr als 15 Tagen pro Monat belohnst, machst du weiter mit 18 Tagen (60 %), danach 21 Tagen (70 %). Bitte sei dir stets bewusst, dass es nicht darum geht, die 100 % zu erreichen, sondern dich und dein Mindset dahin zu bewegen, dich auf die positiven Tage – und Dinge – im Leben zu konzentrieren. Das Negative wird dich weiterhin begleiten, es gehört genauso wie das Positive nun einmal zum Leben dazu, und was sind schon fünf „schlechte“ Tage gegen 25 „gute“ in einem Monat? Wo Licht ist, ist auch Schatten, es gibt keinen Berg ohne das Tal, wir kennen keinen Frieden ohne Krieg, keine Gesundheit ohne Krankheit, jede Medaille hat ihre zwei Seiten, immer nur Sonnenschein macht die Wüste. Es geht darum, dass du auch im Regen tanzt.

Wie du dich belohnst, weißt du selbst am besten.

Das könnte ein Stück Torte sein, ein Eis, eine Tüte Chips oder ein besonderer Wein. Entscheidend dabei ist, dass es sich im Optimalfall um „dienliche“ Lebensmittel handelt, aber genauso sind in diesem Falle auch mal „nicht dienliche“ Sachen erlaubt. Du könntest dich allerdings auch anders als mit Essen und Trinken belohnen: mit einer Folge deiner Lieblingsserie, einem Kinobesuch, einem Tag im Wellnessresort, einem Ausflug mit deinen Freunden,

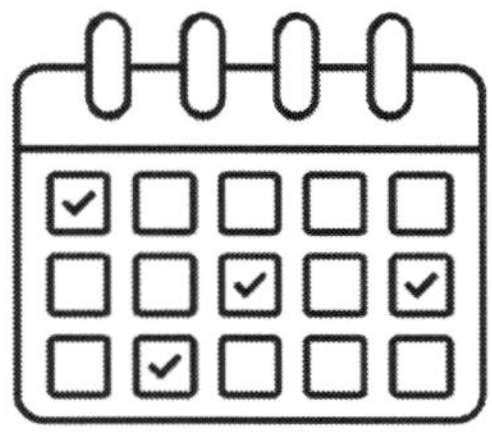

einer neuen Handtasche oder neuen Schuhen, das entscheidest einzig und allein du. Übrigens, belohne dich ebenso dafür, dass du dieses Buch bis zum Ende durchgelesen hast. Das war nach dem Kauf der zweite maßgebliche Schritt auf dem Weg zu deiner neuen Lebensqualität. Ganz ehrlich, ich würde mich sogar nach jedem der fünf Teile dieses Werkes belohnen.

Ziele rückwärts denken und vorwärts erreichen. Dieser Trick kommt aus dem Leistungssport. Wenn ein Sprinter an seinem Startpunkt auf die vor ihm liegenden 100 Meter schaut, denkt er nicht über den ersten, zweiten und dritten Schritt nach, ebenso wenig darüber, was wohl seine Konkurrenten tun werden, nein, er visualisiert vor dem Startschuss seinen Zieleinlauf und Triumph. Das könnte folgendermaßen aussehen: Es ist ein milder Nachmittag im Spätherbst, die Dämmerung ist bereits eingebrochen, und ein leichter frischer Wind lässt die Fahnen der unterschiedlichen teilnehmenden Nationen hin und wieder aufleben. Das Stadion ist bis auf den letzten Platz besetzt, es ist laut, die Menge tobt vor Aufregung und Begeisterung. Die Flutlichter sind auf die Athleten gerichtet, die Spannung am Siedepunkt, und ständig blitzt es aus dem Publikum, denn jeder möchte noch schnell ein paar Erinnerungsfotos von den schnellsten Läufern der Welt schießen. Der Sprecher stellt jeden einzelnen Sprinter namentlich vor und heizt die Stimmung so richtig auf. Der Sprinter selbst ist am Ende der Gewinner, der als Erster über die Ziellinie „fliegen“ wird und die Goldmedaille überreicht bekommt, die Zuschauer flippen total aus, klatschen begeistert Beifall und schreien laut seinen Namen. Doch nun zurück zur Realität. In Wirklichkeit steht er auf dem Dorfsportplatz und läuft mit seinen Freunden um die Wette. Es kommt ihm nicht darauf an, welchen Platz er gleich erreicht, aber er wird das Beste aus sich herausholen, garantiert, und genau darum geht's. Die Erkenntnis daraus darfst du für dich, deine Ziele und deine kleinen Schritte im Alltag mitnehmen. Nutze deine Vorstellungskraft.

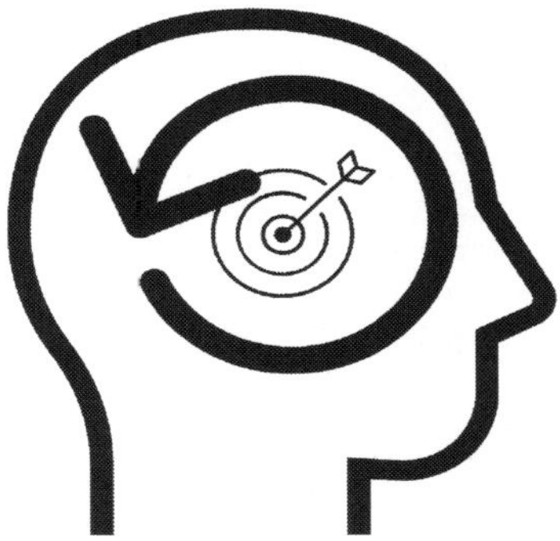

Ein weiteres Beispiel: Versetze dich bitte einmal intensiv in folgende Lage. Du liegst abends schön bequem auf deiner Couch und schaust eine superinteressante und fesselnde Reportage. Da bekommst du plötzlich Gelüste nach einer Tasse deines Lieblingstees. Um in diesen Genuss zu kommen, musst du jedoch erst einmal deinen Luxuskörper in die Vertikale bringen, den schier endlos scheinenden Weg in die Küche zurücklegen, den Wasserkocher anschmeißen, warten, bis das H2O die hundert Grad erreicht, dir zudem noch deinen Tee vorbereiten und schließlich aufgießen, wieder warten, anschließend den Teebeutel entnehmen und dich mit der Tasse den weiten Weg zurück zu deiner Couch schleppen. Na, hast du immer noch Lust auf eine Tasse Tee? Wirst du dich zu dieser Prozedur wirklich überwinden, oder bleibst du lieber in deiner entspannten Lage und pfeifst auf das Heißgetränk?

Probiere es jetzt einmal andersherum aus, nämlich rückwärts. Du liegst also beim Fernsehschauen auf deiner Couch und hältst eine Tasse deines Lieblingstees in Händen. Der wohltuende Duft von aromatischen Kräutern verteilt sich im gesamten Raum und schmeichelt dein Gemüt, du kommst zur Ruhe, während du deine Tasse langsam zum Mund führst und mit jedem Atemzug die ätherischen Öle wahrlich einsaugst und genießt. Vorfreude flutet deine Glückshormonfabrik, nun dockt das angenehm warme Porzellan an deinen Lippen an und einige Tröpfchen benetzen zart deine Zunge, der erste Schluck gleitet samtig weich in deinen Mund und Rachen. Du spürst, wie sich die Wärme in deinem Körper ausbreitet, und bist nun auf dem Olymp der Entspannung angekommen. Deine Seele schnurrt regelrecht bei diesen Streicheleinheiten.

Diesen wertvollen Trick kannst du trainieren und jederzeit für dich nutzen, indem du dir schöne Momente, Erfolgserlebnisse und das Erreichen deiner Ziele immer wieder vorstellst. Du musst sie nicht einmal wirklich selbst erlebt haben. Wir lernen am besten durch Wiederholung. Wir lernen am besten durch Wiederholung. Wie lernen wir am besten? – Richtig, durch Wiederholung. Und genauso wird dir diese Technik auf deinem Weg zu deinem angestrebten Ziel helfen. Je tiefer du dabei eintauchst und je realistischer deine Vorstellung ist, desto eher wird dein Gehirn die Geschichte annehmen und kann sie irgendwann nicht mehr von der Realität unterscheiden.

Wie stark die Macht der Visualisierung wirklich ist und wie es um deine eigene Vorstellungskraft steht, demonstriere ich dir anhand einer simplen Zitrone. Mach deinen Kopf jetzt frei, schließe deine Augen und stell dir eine wunderschöne, leuchtend gelbe Zitrone vor. Nimm sie in deine Hände und reibe leicht an ihrer Schale. Dadurch werden ätherische Öle freigesetzt. Führe die Frucht zu deiner Nase und genieße den frischen Duft. Nimm zwei bis drei tiefe Atemzüge. Nun legst du die Zitrone auf ein Schneidebrett und schneidest sie mit einem Messer in der Mitte durch. Dabei spritzt es ein wenig, etwas von ihrem erfrischenden Saft läuft heraus und verteilt sich langsam auf der Schneideunterlage. Nimm eine Hälfte, halte sie über deinen geöffneten Mund und presse ihre Flüssigkeit heraus. Ihr Saft tropft hinab, bitzelt auf deiner Zunge und sorgt für ein süß-saures Feuerwerk in deinem Mundraum. Und nun zurück ins Hier und Jetzt: Wenn dir während dieser Vorstellung das Wasser im Mund zusammengelaufen ist, sich deine Mundwinkel zusammengezogen haben und du dich vielleicht sogar etwas schütteln musstest, dann hast du alles richtig gemacht und hoffentlich erkannt, was alles möglich ist, wenn du es dir nur vorstellen kannst. Manche Menschen bekommen bei dem Versuch Gänsehaut oder müssen zwischendrin die Augen öffnen und das Experiment abbrechen, weil es ihnen einfach zu sauer wird. So gewaltig kann unsere Vorstellungskraft sein! Wenn du dir eine Sache nicht vorstellen kannst, wie willst du sie dann erreichen? Sei clever und nutze deine Vorstellungskraft. „Alle Dinge sind möglich dem, der da glaubt" (Markus 9,23). Das steht bereits seit über 2.000 Jahren in der Bibel. Du darfst natürlich glauben, woran du willst, aber glaube immerfort an dich und deine Fähigkeiten.

10 Maßnahmen gegen Heißhunger

1. Deinen Tag strukturieren: Regelmäßige Mahlzeiten sind das beste Mittel gegen Appetit- und Hungersignale deines Körpers und somit für das Abnehmen und Gewichthalten unersetzlich. Integriere feste Esspausen in deinen Alltag und halte dich stets an diese Zeitfenster. Hat sich dein Körper erst einmal daran gewöhnt, wird sich dein Hungergefühl regulieren: Die Macht der Gewohnheit ist der härteste Klebstoff der Welt.

2. Dienlich frühstücken: Gibst du deinem Körper gleich morgens schon, was er braucht, hat er keinerlei Anlass, dir Hungersignale zu senden. Nicht jeder kann frühstücken – musst du auch nicht –, aber wenn du es tust, dann halte dich stets an die Lebensmittel auf der dienlichen Seite der Switch-Tabelle. So

nimmst du genug Ballaststoffe, Proteine und Fette zu dir, welche verlockende Gelüste lange von dir fernhalten werden.

3. Sich richtig satt essen: Diese Regel gilt für alle deine Mahlzeiten. Hältst du deinen Blutzuckerspiegel den gesamten Tag über konstant, kommt es garantiert niemals zu Heißhungerattacken. Das Ganze funktioniert jedoch nur dann, wenn du dich auf gesundem Wege satt isst. Sorge stets für eine hohe Nährstoffdichte bei geringer Energiedichte!

4. Ausreichend trinken: Oft verwechseln wir Hunger mit Durst. Das kommt daher, dass wir heutzutage immer und überall Essen zur Verfügung haben. Zu Urzeiten war es völlig normal, dass man einige Tage oder gar Wochen ohne Nahrung auskommen musste. Beim nächsten Anzeichen von Hunger trinkst du einfach mal ein Glas Wasser und wartest fünf Minuten ab. Du wirst sehr wahrscheinlich feststellen, dass es deinem Körper bloß

an Flüssigkeit gefehlt hat. Dieses quasi „überlebenswichtige“ Thema betrachten wir im Anschluss noch etwas genauer.

5. Den Körper aktivieren: Bewegung lässt Hungergefühle verschwinden, beziehungsweise dauert dieses Verlangen in der Regel circa 15 Minuten an, und mit dem Sport lenkst du dich so lange ab, bis keinerlei Botenstoffe mehr unterwegs sind, die dich zur nächsten Mahlzeit überreden wollen. Zudem verbrennst du mit Sport viele Kalorien, im Optimalfall ebenfalls Körperfett, und begünstigst viele weitere Prozesse deines Organismus.

6. Sattmacher bewusst einbauen: Protein- und fettreiche Nahrungsmittel sind die Sattmacher Nummer eins. Damit vermeidest du die Berg- und Talfahrt deines Blutzuckerspiegels, wirst den kompletten Tag über automatisch weniger zu dir nehmen, deinem Körper einiges an Verdauungsarbeit ersparen und sehr viel

Energie haben. Hervorragende Sattmacher, speziell zum Mitnehmen, sind beispielsweise Nüsse und Kerne.

7. Natürliche Appetitzügler nutzen: Bitterstoffe senken den Ghrelin-Spiegel und wirken so proaktiv gegen Heißhunger und Gelüste. Ein gutes Beispiel hierfür ist der Espresso nach dem Essen. Dieser regt die Magensäureproduktion sowie die Gallensekretion an, und seine Bitterstoffe sorgen dafür, dass du keinen Appetit mehr hast – das Essen ist damit beendet. Bist du kein Kaffeetrinker? Alles gut, dies funktioniert ebenso mit Pfefferminztee. Bei Stillenden ist allerdings Vorsicht geboten, denn dieses Heißgetränk hemmt die Milchproduktion. Schwangere und stillende Mütter dürfen jedoch zwei bis drei Tassen Kaffee am Tag trinken. Die koffeinfreie Variante hat übrigens den gleichen Effekt. Gute Bitterstofflieferanten sind beim Gemüse Blattsalate wie Endivie, Radicchio, Chicorée, Rucola und Löwenzahn sowie Brokkoli, Rosenkohl, Mangold, Artischocke, Ingwer

und frische Kräuter aller Art. Beim Obst sind Grapefruit, Bitterorange und Aroniabeeren die Spitzenreiter. Ich selbst genieße nach dem Essen immer gerne ein Stück Schokolade mit mindestens 85 % Kakaoanteil. Probiere es selbst einmal aus und gib den Bitterstoffen etwas Zeit zu wirken und deinem Körper die Möglichkeit, darauf zu reagieren.

8. Sich Zeit fürs Essen nehmen: Vermeide beim Essen unbedingt Ablenkungen durch Handy, Fernsehen oder andere Dinge. Der Grund dafür ist schnell erklärt: Ist dein Kopf gerade abgelenkt und hat dein Gehirn nicht mitbekommen, dass du etwas gegessen hast, bleibt der Ghrelin-Anteil im Blut hoch, und du hast immer noch Hunger. Einen ähnlichen Effekt hat das Essen im Stehen oder Gehen. In solch einer „Stresssituation" schaltet dein Körper, der Evolution geschuldet, auf Fluchtmodus um, deine Verdauung und andere in diesem Moment nicht benötigten Prozesse werden heruntergefahren. Sobald du dann zur Ruhe kommst, ist der Hunger wieder

da. Gewöhn dir an, deine Nahrung vor dem Schlucken 20- bis 30-mal zu kauen, denn auf diese Weise bekommt dein Gehirn sehr wohl mit, dass du gerade deinen Hunger stillst, und du bereitest außerdem die Verdauung optimal vor, sodass Magen und Darm weniger Arbeit damit haben und du nach dem Essen nicht schlappmachst, sondern wieder voller Energie durchstarten kannst.

9. Auf den eigenen Körper hören: Sei beim Essen achtsam, nimm dir Zeit und finde heraus, was dein Körper wirklich braucht. Das intuitive Essen wurde uns, jedenfalls in den meisten Fällen, in der Kindheit abtrainiert. So ist es ebenfalls mir ergangen: Meist musste ich sowohl Nudeln als auch Gemüse essen, obwohl ich einzig Hunger auf Fleisch hatte, oder umgekehrt. Heute stelle ich meinen Kindern alles separat auf den Tisch, damit sie sich intuitiv und selbstständig das nehmen können, wonach ihr Körper verlangt und worauf sie Appetit haben. Wenn dir diese Fähigkeit ebenfalls im Laufe der Zeit

verloren gegangen ist, darfst du ab jetzt daran arbeiten, sie wiederzuerlangen. Das ist nicht wirklich schwierig, denn diese wunderbare und enorm bedeutungsvolle Fähigkeit des intuitiven Essens hast du ja bereits früher besessen. Gib deinem Körper etwas Zeit, um sie aus den hinteren Ecken deines Hirns herauszukramen. Schaffe dir ein völlig neues Bewusstsein für deine Ernährung und genieße jede Mahlzeit mit allen fünf Sinnen. Augen: Ist es optisch ansprechend? Haut: Wie fühlt es sich an, wenn du es mit der Hand berührst? Nase: Lässt dir der Geruch das Wasser im Mund zusammenlaufen? Ohren: Wie hört es sich an, wenn du hineinbeißt? Und das Allerwichtigste, die Zunge: Wie mundet es dir, hast du alle Zutaten und Aromen herausgeschmeckt? Das Ergebnis: Hungergefühle und Nährstoffmangel passé, du lebst in Zufriedenheit und Fülle.

10. Seinen Geist verwöhnen: Wenn du mit dir selbst nicht im Reinen bist, du andauernd schlechte Gefühle mit dir herumschleppst oder dich zu viele unerledigte Dinge plagen,

wirkt sich das negativ auf dein Essverhalten aus. Zu wenig und qualitativ minderwertiger Schlaf sowie ständiger Stress und Sorgen, Ängste und Unsicherheiten werden deinen Körper dazu bringen, sich mit der Ausschüttung von Glückshormonen wieder ins Gleichgewicht bringen zu wollen. Um diesem Bedürfnis an Harmonie nachzukommen, wird er daher unter anderem Süßigkeiten einfordern, allen voran die weltberühmte „Frustschokolade“, gefolgt von Gummibärchen, Chips und Co.

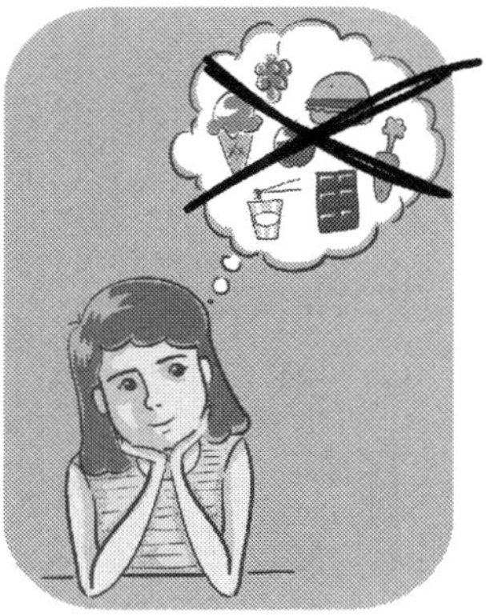

Das Lebenselixier

Du kommst in etwa drei Wochen ohne Nahrung aus, ohne Flüssigkeit überlebst du nicht einmal drei Tage. Ohne Wasser geht in deinem Körper gar nichts. Du trägst, grob geschätzt, 30 Billionen Zellen mit dir herum, und jede einzelne davon besteht zum größten Teil aus Wasser. Trinkst du genug? Jeder dritte Deutsche tut dies nicht. Das ist das alarmierende Ergebnis einer Forsa-Umfrage im Auftrag der Techniker Krankenkasse (TK), welches ich aus meinen zahlreichen Coachings bestätigen kann. Die Folgen von Dehydrierung reichen von leichten Kopfschmerzen bis hin zu Organversagen. Wie du sicherstellst, dass du dich ausreichend mit dem Lebenselixier H2O versorgst, verrate ich dir gleich, doch zuvor möchte ich dir deutlich machen, wie außerordentlich wichtig dein Flüssigkeitshaushalt ist.

Fakt ist, dass rund 70 % deines Körpers aus Wasser bestehen, bei deiner Geburt waren es sogar noch bis zu 95 %.

Die Aufgaben von Wasser in deinem Körper:

- reguliert die Körpertemperatur
- ist an allen Stoffwechselprozessen beteiligt
- sorgt für eine elastische und schöne Haut
- unterstützt deine Verdauung sowie die Aufnahme lebensnotwendiger Stoffe
- macht es dir überhaupt erst möglich, wasserlösliche Vitamine aufzunehmen
- schützt deine Schleimhäute vor dem Austrocknen
- ist ein essenzieller Bestandteil deines Immunsystems und beugt dadurch vielen Krankheiten vor
- schmiert als Gelenkflüssigkeit deine Gelenke
- fördert die Hirnaktivität
- gehört zu den wichtigen Baustoffen deines Körpers
- ermöglicht das Erneuern und Reparieren der Körpersubstanz
- ist unersetzlich für viele chemische Prozesse
- fungiert als Transportmittel, zum Beispiel in Form von Blut, Lymphflüssigkeit, Urin etc.
- ist Bestandteil der Verdauungssäfte wie Speichel, Magensaft, Pankreas- und Gallensekret

- bildet die Kammerflüssigkeit in den Augen und viele weitere

Folgen einer unzureichenden Flüssigkeitszufuhr:

- Dein Körper dehydriert.
- Zellen sterben ab.
- Das Blut wird dicker und fließt langsamer.
- Die Sauerstoffversorgung wird eingeschränkt.
- Alle Organe und Muskeln sind unterversorgt.
- Die Haut wird spröde, und kleine Risse entstehen.
- Die Verdauung funktioniert nur noch bedingt.
- Die Aufnahme essenzieller Stoffe kann nicht mehr stattfinden.
- Du wirst anfälliger für Krankheiten.
- Körpergifte werden nicht mehr ausgeschieden.

Die Symptome, an denen du erkennst, dass dir Flüssigkeit fehlt:

- Durst ist das Alarmsignal.
- Kopfschmerzen sind meist die erste Reaktion.
- Deine Konzentration schwindet.
- Der Urin ist dunkler als normal.

- Deine Lippen werden trocken, und du verspürst Trockenheit im Mund.
- Es entstehen ein schlechtes Haut- und Erscheinungsbild.
- Es kommt zu unangenehmen Verstopfungen und Bauchschmerzen.
- Du hast Kreislaufschwierigkeiten und fühlst dich körperliche schwach.

Die Deutsche Gesellschaft für Ernährung (DGE) empfiehlt, pro Tag rund 1,5 Liter Wasser zu trinken. Das ist schon mal ganz gut, es geht aber besser. Mit dem Flüssigkeitshaushalt ist es wie mit der gesamten Ernährung, es ist jeweils eine individuelle Angelegenheit. Jeder Mensch ist anders, es gibt uns in klein und groß, in dünn und dick sowie in

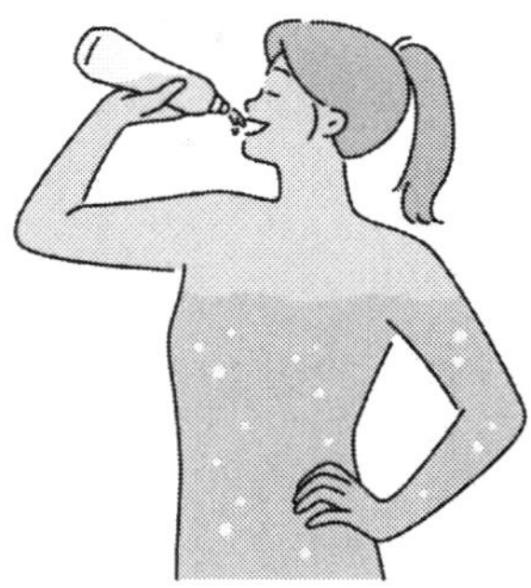

leicht und schwer. Faktoren wie Alter, Geschlecht, Klimazone, Wetter, Kleidung und Arbeits- und Trainingsintensität spielen darüber hinaus eine große Rolle. Wie sinnvoll ist es dann, für alle dieselbe Regel aufzustellen? Jeder Mensch sollte rund 1,5

Liter Wasser trinken? Nein, verlass dich niemals auf pauschale Aussagen, bewerte sie kritisch, hinterfrage sie und hol dir lieber noch weitere Meinungen und Ratschläge dazu ein. Mit folgender Formel stellst du sicher, dass du deinen Organismus stets mit ausreichend Flüssigkeit versorgst:

Körpergewicht in Kilogramm x 0,03 = Flüssigkeitsbedarf in Liter pro Tag

Zur Erklärung: Der Mensch muss täglich circa 4 % seines Körpergewichts an Flüssigkeit aufnehmen. 1 % davon nimmst du mit Hilfe deiner Haut aus der Luftfeuchtigkeit auf sowie aus der festen Nahrung, die zu einem bestimmten Teil aus Wasser besteht. Demnach bleiben rund 3 % übrig, die du dir zuführen musst. Das ist der Multiplikator (0,03) für dein persönliches Körpergewicht, um deinen individuellen täglich benötigten Flüssigkeitsbedarf zu errechnen.

Ein Beispiel: Du wiegst aktuell 80 Kilogramm. Dann rechnest du 80 x 0,03 = 2,4. Das bedeutet, dass du täglich rund 2,4 Liter Flüssigkeit zu dir nehmen solltest, am besten in Form von stillem Wasser mit Raumtemperatur. Bitte denk daran, dass du an heißen Tagen sowie bei harter Arbeit oder intensivem Sport viel schwitzt und daher noch etwas mehr Flüssigkeit benötigst. Für den Anfang empfehle ich dir, ein Trinkprotokoll zu führen. Schreib dir eine Woche lang Tag für Tag auf, wann du was und wie viel trinkst, und addiere die Angaben schließlich in Litern. Das gibt dir einen Überblick darüber, ob du deinen Flüssigkeitshaushalt im Griff hast. Ist dies der Fall, dann wirst du wesentlich leichter und schneller abnehmen. Noch ein kleiner Tipp am Ende: Trinke lieber etwas mehr anstatt zu wenig!

Geschmacksexplosionen für deinen Alltag

Geschmack zu erleben, ist nicht schwer, Geschmack zu erzeugen, dagegen sehr. Für die meisten meiner Coachees war es anfangs nicht immer leicht, sich etwas Leckeres selbst zuzubereiten. Aufgrund dessen griffen sie oft auf Fertigprodukte zurück, teilweise mit fatalen Folgen wie Übergewicht, Mangelerscheinungen, Bluthochdruck, Diabetes und vielem mehr. Die Vorteile dagegen, wenn du dir dein Essen selbst zubereitest, sind dir mittlerweile bekannt. Verwendest du bei deinen Kreationen überwiegend die dienlichen Lebensmittel der rechten Seite deiner Switch-Tabelle, bist du auf dem richtigen Weg. Du beugst dadurch Mangelerscheinungen und Krankheiten proaktiv vor, erreichst und hältst dein Idealgewicht, verlangsamst Alterungsprozesse, sorgst für eine schöne Haut und ein attraktives Erscheinungsbild und strotzt nur so vor Energie. Auch deine geistige Fitness und mentale Stärke werden davon außerordentlich profitieren. Ganz nebenbei sparst du noch eine Menge Geld, welches du wiederum in qualitativ hochwertige, fair gehandelte und ökologische Lebensmittel investieren darfst.

Was spricht also noch dagegen, sich selbst an den Herd zu stellen? Der Faktor „Zeit"? Das macht lediglich zu Beginn noch einen Unterschied, denn mit der Zeit wirst du automatisch schneller. Übung macht schließlich den Meister. Und mal ehrlich, bis deine Tiefkühlpizza fertig ist, hast du dir eine köstliche Pasta mit viel frischem Gemüse oder Ähnliches gezaubert. Jetzt bleibt nur noch ein Grund übrig, der dich davon abhalten könnte, selbst Hand anzulegen: Du weißt nicht, wie es geht.

Nun, erstmal bekommst du von mir an dieser Stelle einen entscheidenden Tipp, welchen du zugleich auf alle anderen Lebensbereiche anwenden kannst: Baue bei solchen Sätzen stets das Wort „noch“ mit ein. Ich weiß NOCH nicht, wie es geht. Ich kann NOCH nicht lecker kochen. Ich kann NOCH nicht tanzen. Ich kann NOCH nicht Spanisch sprechen. Ich verdiene NOCH nicht genug Geld. Ich kann mir ein neues Auto NOCH nicht leisten. Ich habe meinen Partner/meine Partnerin fürs Leben NOCH nicht gefunden. Wie du siehst, machen diese vier Buchstaben den ultimativen Unterschied.

Damit du die Switch-Philosophie langfristig umsetzt und weiter mit Freude und Elan dabeibleibst, muss das, was du dir zubereitest, dir wirklich schmecken, dich begeistern, dich vom Hocker hauen. Um zu wissen, wie man Geschmack erzeugt, muss man erst einmal verstehen, wie Geschmack entsteht. Hierbei handelt es sich um ein ganzes Orchester voller Sinneseindrücke, bei dem Haut, Nase, Ohren, Augen und Zunge zusammenspielen. Nehmen wir als Beispiel ein Dinkelvollkornbrot, frisch aus dem Ofen. Kannst du es riechen? Deine Nase nimmt die Röstaromen und den nussigen Duft auf. Über deine Haut an den Händen spürst du die Wärme und die Struktur, das Brot fühlt sich rau und krustig an, während du darüberstreichst, es lässt sich leicht eindrücken und findet danach wieder in seine Ursprungsform zurück. Beim Zusammendrücken nehmen deine Ohren das krosse Knuspern der Kruste wahr. Deine Augen beweisen dir, dass es durch das Backen eine appetitanregende Farbe bekommen hat. Das alles passiert so ziemlich gleichzeitig und noch bevor du den ersten Happen auf deiner Zunge schmeckst. Wahnsinn, oder?

Wie bedeutsam jedes einzelne Sinnesorgan ist, wird dir bewusst, sobald eines davon mal ausfällt. Das kennst du bestimmt vom Schnupfen. Ist deine Nase verstopft, schmeckt das Essen gleich ganz anders als sonst, eher fad, stimmt‘s? Der Hauptteil deiner Symphonie spielt sich im Mund ab. Dort sitzen die rund 10.000 zwiebelförmigen Geschmacksknospen. Deine Zunge nimmt in Bruchteilen von Sekunden Geschmacksreize wahr und leitet sie an dein Gehirn weiter. Auch dieses Relikt stammt aus der Urzeit und hat uns damals vor dem sicheren Tod bewahrt, wenn wir beispielsweise in Versuchung gerieten, giftige Früchte zu verspeisen. Heute hat unser Geschmacksorchester viel freudigere Aufgaben wie etwa das Abschmecken deiner kulinarischen Kunstwerke und das anschließende Genießen jedes Aromas als Solo wie auch das Zusammenführen und Bewerten des Ensembles.

Doch wie komponierst du nun deine Symphonie, wie erzeugst du grandiose Geschmacksexplosionen und unvergessliche Momente in deinem Alltag? Wie du bereits weißt, arbeitet unser Gehirn mit Wiederholungen. Je öfter du eine Speise, vor allem in deiner Kindheit, gegessen hast, umso höher ist auch die Akzeptanz dieses Gerichts. Sicherlich hast du das eine oder andere Lieblingsgericht von früher behalten. Anders geht es uns, wenn wir im Rahmen der eigenen Esskultur gewisse Dinge noch nie gegessen haben, beispielsweise Insekten. Dann reagieren wir häufig erstmal mit Abneigung. Ganz nach dem Motto „Was der Bauer nicht kennt, …!“. Damit möchte ich dir mitgeben, dass du stets experimentierfreudig bleiben und manche Dinge gerne ein zweites und drittes Mal probieren solltest. Je offener du Neuem gegenüber bist und je vielfältiger und bunter du kombinierst, desto besser entwickelst du dein Geschmacksorchester und desto mehr Symphonien wirst du in Zukunft spielen können. Bringe dabei am besten sämtliche Instrumente der Geschmacksreize, das heißt süß, sauer, salzig, bitter und umami, zum Schwingen. Zur Vollständigkeit sei noch gesagt, dass „scharf“ keine Geschmacksrichtung ist. Bei Schärfe handelt es sich um bestimmte Stoffe, welche ein Schmerzempfinden im Mundraum auslösen. Sie wird bei so manchen deiner Kreationen für die richtige Würze sorgen, doch dirigiere sie mit viel Gefühl, damit sie nicht die anderen Instrumente übertönt.

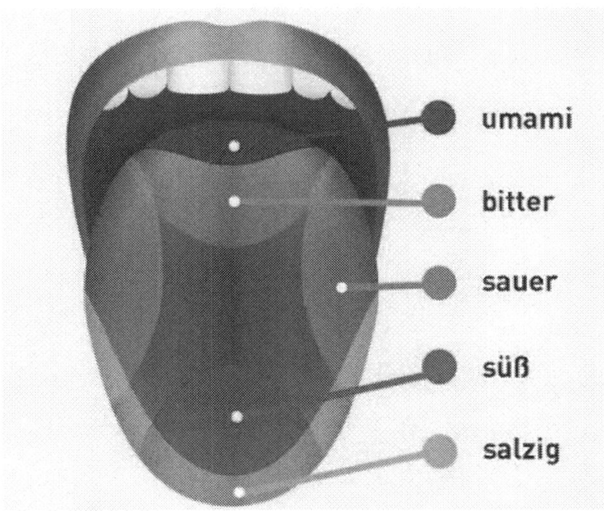

Quelle: https://www.bildfragen.de/wo-schmeckt-die-zunge-was/

Kommen wir jetzt zu den Hacks für deine neue Leidenschaft:

Gehe es langsam an, konzentriere dich anfangs auf die großen VIER Komponenten der hohen Kochkunst oder, wie der Franzose sagt, der Haute Cuisine: Salz, Säure, Fett und Hitze. Mit diesen Zutaten bist du bereits in der Lage, aus sämtlichen Lebensmitteln etwas Köstliches zu zaubern, ganz nach deinem Gusto. Um die Bedeutung der einzelnen „*big player*“ in der Küche klarzumachen, stelle ich stets diese rhetorischen Fragen:

- Was wäre eine Suppe ohne Salz?
- Wie schmeckt wohl ein Salat ohne Essig und Öl?
- Hast du schon mal ein gekochtes Steak probiert?

Salz wird ebenfalls „das weiße Gold der Küche“ genannt, und das völlig zu Recht. Wenn du beispielsweise Nudeln, Kartoffeln oder Gemüse in Wasser kochst, brauchst du eine bestimmte Menge an Salz, ansonsten wird es ein sehr fades Vergnügen.

Probiere immer erst dein Kochwasser, bevor du deine Lebensmittel in die wallende Flüssigkeit gibst. Diese sollte wie Meerwasser schmecken, denn hast du zu wenig Salz zugegeben, lösen sich das Salz und weitere Mineralien aus den Lebensmitteln heraus ins Kochwasser. Dieser natürliche Prozess nennt sich „Osmose". Es ist ein physikalisches Gesetz und damit eine der wenigen Regeln, an die wir uns in der Küche besser halten sollten. Auf diese Weise stellt Mutter Natur ihr Gleichgewicht her. Die Folge in diesem Fall: Du entziehst deinen Lebensmitteln Geschmack. Gibst du umgekehrt genügend Salz hinzu, bleiben alle Mineralstoffe da, wo sie sein sollen, und das Gemüse behält seine natürliche Farbe, weil du so nicht nur die Aroma-, sondern auch die Farbstoffe wie das Chlorophyll (Blattgrün) erhältst.

Etwas Säure kann deinen Kreationen das gewisse Etwas verleihen. Das kennst du bereits von Salaten oder mariniertem Gemüse. Auch Saucen, Fonds und Gerichte wie Gulasch oder Geschnetzeltes schöpfen ihren leckeren Geschmack unter anderem aus einem guten Essig oder Wein. Wenn du das nächste Mal Gemüse in der Pfanne dünstest, dann gib diesem kurz vor Ende der Garzeit einen Spritzer milden Essig bei. Das wird dich umhauen, im positiven Sinne. Dasselbe gilt für Suppen und Pürees. Ein Schuss Apfelessig oder weißer Balsamico sorgt für den notwendigen Kontrast in deiner Süßkartoffelcreme oder der Pastinakensuppe.

Das passende Fett ist bereits die halbe Miete. Generell eignen sich Butterschmalz und Kokosöl hervorragend zum Braten bei hoher Hitze. Um auf der vegetarischen/veganen Schiene zu bleiben, fährst du am besten mit dem Fett aus der Kokosnuss. Dieses bekommst du ebenso als geschmacksneutrale Version zu kaufen. Wenn du etwas bewusster mit den Vitaminen umgehen möchtest, vor allem bei Gemüse, dünstest du lieber bei wenig Hitze mit etwas Oliven- oder Rapsöl. Möchtest du dein Ergebnis recht neutral halten, bist du mit Rapsöl gut beraten, für den mediterranen Stil ist Olivenöl unersetzlich. In die asiatische Richtung bewegst du dich am besten mit Sesam- oder Erdnussöl. Kombiniere gerne verschiedene Fette, vor allem bei geschmacksintensiven Varianten. Zwei gute Beispiele sind die Kürbissuppe und das Kürbiskerndressing: Hier gelingt die Gaumenfreude, indem du erstmal mit neutralem Rapsöl an die Sache herangehst und später mit Kürbiskernöl gewisse Akzente setzt.

Ein Geheimtipp aus der Gastronomie ist die sogenannte Nussbutter, doch nein, hier kommen keine Nüsse herein: Die Königin der Buttererzeugnisse trägt stolz ihren Namen aufgrund ihres besonderen Geschmacks, welcher an Nüsse erinnert. Und so funktioniert‘s: Verwende 250 Gramm handelsübliche Butter. Diese erhitzt du in einem Topf bei mittlerer Stufe so lange, bis sie klar wird. Das ist der Moment, an dem sich die Molke, also Wasser und Eiweiß vom Fett trennen. Sobald das komplette Wasser verdampft ist, setzen sich die weißen Flocken der Molke am Boden ab und „verbrennen“ langsam. So weit lässt du es aber nicht kommen, sondern du beobachtest und wartest, bis eine leicht braune Farbe entstanden ist. Dann gießt du die Flüssigkeit sofort durch ein feines Sieb in ein anderes, kaltes Gefäß. Etwas abgekühlt, füllst du die Nussbutter in ein Schraubglas mit Deckel und stellst sie in deinen Kühlschrank. So hast du jederzeit den edelsten „Geschmacksverstärker“ griffbereit.

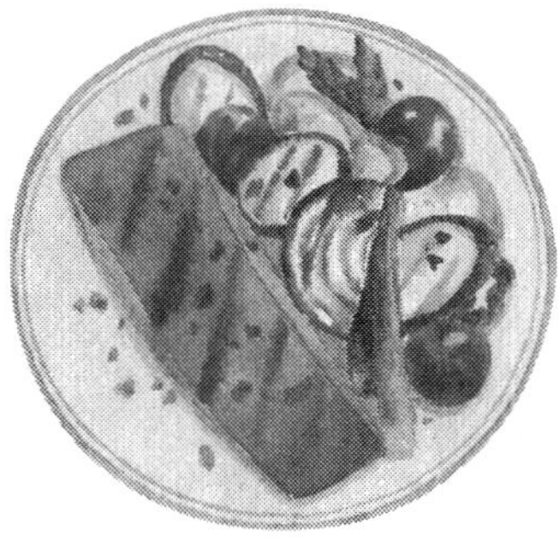

Und wenn wir schon beim Verfeinern sind, arrosieren wir doch gleich mal. Stell dir ein Rumpsteak, ein Lachsfilet oder einige Austernpilze vor. Brate dir deinen Favoriten in einer Pfanne mit deinem Lieblingsfett an. Währenddessen gibst du weitere Aromen hinzu, eine zerdrückte Knoblauchzehe, eine Chilischote sowie ein wenig frischen Rosmarin und Thymian. Dann greifst du dir einen Esslöffel, und während du die Pfanne, langsam und vorsichtig, kreisförmig umherschwenkst, nimmst du mit dem Löffel kontinuierlich Fett auf und übergießt damit dein Gargut. Diesen Prozess wiederholst du so lange, bis der gewünschte Garpunkt erreicht ist. Die dabei aufsteigenden Gerüche regen den Appetit an, schüren die Vorfreude und werden dich und deine Gäste begeistern – viel Vergnügen!

Über das Thema „Hitze, Temperaturen und Garstufen beim Kochen" könnte ich ein eigenes Buch schreiben. Was ich dir hier auf jeden Fall mitgeben möchte und was ich selbst nahezu täglich in meiner eigenen Küche zu Hause praktiziere, ist das kurze Anbraten bei hoher Temperatur und anschließendes Garen bei niedriger Temperatur, zum Teil mit

Deckel. Achte hierbei darauf, dass du nicht zu viel auf einmal in deine Pfanne gibst, ansonsten wird das Gargut nicht gebraten, sondern gekocht, da zu viel Wasserdampf entsteht und dieser nicht schnell genug abziehen kann. Nehmen wir zum Beispiel ein paar Karottenscheiben, Paprikawürfel, Zucchinistifte und einige Brokkoliröschen. Diese Gemüsesorten haben in etwa denselben Garpunkt, was bedeutet, dass du sie gleichzeitig in eine Pfanne werfen kannst, denn sie werden ungefähr zur selben Zeit fertig sein. Gemüse schmeckt am besten, wenn du es mit einer leichten Bissfestigkeit servierst. Du stellst also die Pfanne auf den Herd, drehst diesen auf volle Stufe, gibst etwas Butterschmalz oder neutrales Kokosöl, alternativ Bratöl aus Oliven oder Raps bei, und sobald dieses heiß ist, legst du vorsichtig dein Gemüse hinein. Dann schwenkst du die Pfanne zwei- bis dreimal oder wendest das Gemüse mit einem Pfannenwender. Anschließend würzt du mit einer Prise Salz und fügst so viel Wasser hinzu, bis der Boden damit bedeckt ist, setzt den Deckel drauf und stellst die Temperatur auf mittlerer Stufe ein. Nach circa vier bis fünf Minuten ist dein buntes Gemüse fertig. Jetzt nimmst du den Deckel ab und kannst den Pfanneninhalt mit weiteren Gewürzen wie Pfeffer, Knoblauchgranulat oder

Curry abschmecken, servieren und genießen. Auf diese Weise entstehen schmackhafte Röstbitterstoffe sowie edle Karamellaromen, dein Gemüse verwässert nicht, und deine Geschmacksknospen erfahren den Eigengeschmack in voller Intensität.

Nachdem du die vier Größen der Haute Cuisine kennengelernt hast, darfst du dich an weitere Geschmacksrichtungen herantrauen. Um die Säure in manchen Gerichten abzurunden, bedienst du dich an ihrem Gegenspieler, der Süße. Das gelingt dir, indem du frisches Obst verwendest, wie Mango, Ananas, Äpfel und Beeren oder Trockenfrüchte wie Datteln, Feigen, Rosinen, Aprikosen und Pflaumen, oder mit ein klein wenig Ahornsirup oder Agavendicksaft arbeitest.

Spiele mit wertvollen Bitteraromen wie Zartbitterschokolade in dunklen Saucen oder Bittersalaten wie Chicorée, Endivie oder Radicchio in deinen Salaten, ebenso wie Kräutern, zum Beispiel Löwenzahn, Brennnessel, Giersch, Estragon oder Thymian, und Gewürzen wie Ingwer, Kurkuma, Zimt und Senf. Auch Grünkohl, Rosenkohl, Artischocken, Auberginen und Oliven enthalten Bitterstoffe. Mit frischen Kräutern setzt du entweder feine Nuancen oder richtungsweisende Akzente. Um in der klassischen Küche zu bleiben, wählst du Petersilie, Schnittlauch und Dill. Asiatisch wird es mit Koriander und Thai-Basilikum, und in mediterrane Stimmung kommst du mit Rosmarin, Thymian, Oregano und Basilikum. Minze und Zitronenmelisse oder -verbene kannst du sowohl in süßen als auch in herzhaften Speisen platzieren.

Den optimalen Grad an Schärfe triffst du, indem du dich langsam annäherst, nach und nach. Gib den Aromen Zeit, sich zu entfalten, ehe du nachwürzt. Dies gilt übrigens für alle Geschmacksrichtungen und Gewürze. Hast du deinem Essen einmal zu viel Schärfe gegeben, schmeckst du nichts mehr vor lauter „Schmerzen“, das wäre schade um deine Mühe und um die wertvollen Lebensmittel.

Jetzt geht’s zum „Endboss“, der auf den Namen „umami“ hört – der wiederum aus dem Japanischen kommt – und eine Geschmackswahrnehmung ist, die man mit „herzhaft“, „würzig“ oder „fleischartig“ beschreiben kann. Lebensmittel, die den Umami-Geschmack hervorrufen können, sind jene auf Sojabohnenbasis, lange gereifte Käsesorten wie Parmesan und Comté, fermentiertes Gemüse wie

Sauerkraut und Kimchi, Pilze (vor allem getrocknete), Fleisch, Fisch, Algen und Meeresfrüchte.

Hast du dein Essen überwürzt, versalzen oder zu viel Schärfe hinzugegeben? Das kommt sogar beim besten Profi mal vor. Keine Panik, es gibt für alles eine Lösung. Suppen und Saucen milderst du mit Hilfe einer rohen Kartoffel ab. Da sie keinerlei Gewürze enthält, zieht sie sich diese zum Teil aus der Flüssigkeit heraus und wird deinen Fauxpas wieder in Ordnung bringen. Ansonsten verlängerst du deine Speise einfach, indem du von denselben Zutaten mehr hinzufügst, sodass sich die Übermengen an Gewürzen verteilen und das Essen wieder genießbar wird.

Um Pfannengerichte geschmacklich aufzuwerten, eignen sich ausgezeichnet gedünstete Zwiebeln. Du solltest ihnen allerdings Zeit geben. Schneide sie in feine Würfel oder Streifen und schwitze sie im passenden Fett so lange an, bis sie eine leicht braune Farbe bekommen. Dadurch entstehen die beliebten Röstbitteraromen, und sie geben deinem Gericht zudem eine süßliche Karamellnote.

Nach dem Anbraten von Fleisch, Fisch oder Meeresfrüchten und vor allem von Gemüse löschst du das Essen mit einigen Spritzern Säure ab. Dafür verwendest du am besten milden Balsamicoessig, je nach Gericht in heller oder dunkler Variante, Apfelessig, Sojasauce oder den Saft von Zitrusfrüchten wie Zitrone, Limette oder Orange. Auch mit alkoholhaltigen Getränken kannst du simple Gerichte in wahre Geschmacksexplosionen verwandeln. Ein Spargelfond wird mit ein klein wenig Weißwein blumig und edel. Fleischgerichte dagegen blühen mit einem Schuss Rotwein, Whisky oder Cognac auf.

Um dir und deinen Gästen ordentlich einzuheizen, verwendest du am besten frisch gehackte Chilis, Ingwer oder gemahlenen schwarzen Pfeffer oder aus dem Glas oder der Tube etwas Senf, Meerrettich oder Wasabi. Tabasco und Sambal Oelek sind ebenfalls praktische Möglichkeiten, um den Schärfegrad beim finalen Abschmecken noch angenehm und fruchtig anzuheben. Nutze des Weiteren die natürliche

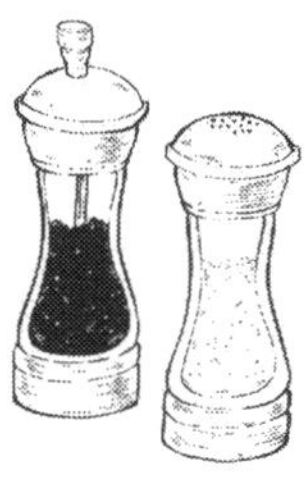

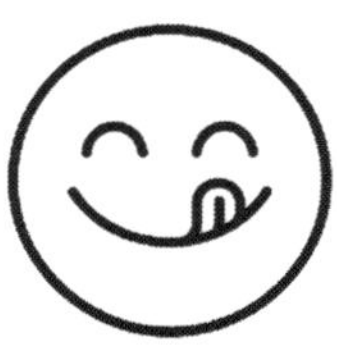

Schärfe dieser Lebensmittel: Kresse, Rucola, Rettich, Radieschen, Zwiebeln, Knoblauch, Lauch, Frühlingslauch und Schnittlauch. Mit trockenen Gewürzen kannst du ebenfalls für Hitze sorgen, zum Beispiel mit Cayennepfeffer und Harissa-, Cajun- oder Chimichurri-Gewürzmischungen. Ein besonderes Erlebnis bietet dir die Königin aller Gewürzmischungen, das Curry, ebenso als Paste sehr empfehlenswert.

Der folgende Tipp gilt für sämtliche Gewürze: Füge sie so spät wie möglich hinzu, also erst kurz vor Garzeitende oder unmittelbar vor dem Anrichten und Servieren. Dann bedanken sie sich bei dir mit der größtmöglichen Entfaltung ihrer intensiven Aromen. Denn garst du Gewürze und Kräuter eine lange Zeit mit, brätst du sie scharf an oder kochst sie, geht ein Teil ihres Geschmacks verloren und sie werden bitter.

Für den Anfang empfehle ich, verschiedene Lebensmittel erst einmal kennenzulernen – sprich, sie kurz und mit wenig Hitze zu garen sowie lediglich leicht zu salzen. So kannst du sie außerdem am besten ihren anderen Zuständen gegenüberstellen. Gegartes Gemüse und Obst kannst du zum Beispiel mit dem Ursprungsprodukt, also dem rohen Zustand vergleichen. Du kannst sogar ohne Gewürze für geschmackliche Unterschiede sorgen, indem du deinen Lebensmitteln andere Formen verleihst. Probiere es doch einfach mal aus: Wähle für dein Experiment einige Karotten, schäle sie und schneide sie im Anschluss in kleine und große Würfel, Sticks, dünne Streifen sowie feine und dickere Scheiben. Nun dünstest du deine Varianten separat in etwas Rapsöl an, salzt sie leicht und verkostest sie der Reihe nach. Du wirst positiv überrascht sein, versprochen!

Muss es mal schnell gehen? Kein Thema, dann wirfst du eben alles in eine Pfanne und greifst nach raffinierten Gewürzmischungen. Die Regale im Einzelhandel sind voll davon. Zusammenstellungen wie Universalgewürz, BBQ-Rub und Kräuter der Provence liegen voll im Trend. Begib dich auf Entdeckungsreise rund um den Erdball und erkunde die bunten und vielfältigen Geschmäcke der einzelnen Länder und Regionen mit Garam Masala, Ras el-Hanout, Dukkah, Baba Ganoush, Fünf-Gewürze-Pulver, Teriyaki, Tandoori, Delifrut und vielem mehr.

Kein Salz im Haus? Nicht schlimm, behelfe dich mit salzhaltigen Nahrungsmitteln wie Sojasauce und sojabasierten Lebensmitteln, Essig, Würzsaucen, Senf, eingelegtem Gemüse, Konserven wie beispielsweise Bohnen, Erbsen und Linsen oder Kapern, Sardellen und Oliven. Suppengrün, Sellerie, Petersilie und weitere Kräuter aus deinem cleveren Tiefkühllager sind alles Dinge, die sich lange halten und sich leicht bevorraten lassen. Mit dieser Vielfalt an geschmacksintensiven Zutaten oder, besser gesagt, Geschmacksfeuerwerkskörpern darfst du selbstverständlich deinen Sternenhimmel der Kulinarik zum Leuchten bringen und den Salzstreuer lediglich separat in der Menage auf dem Tisch bereitstellen.

Um deine Gaumenfreude so lange wie möglich andauern zu lassen, musst du deine Zunge mit allen Geschmacksstoffen benetzen, und zwar solange es geht. Das gelingt dir spielend leicht, indem du in deinen Gerichten für etwas Bindung sorgst. Die einfachste Methode ist, etwas Fett zu verwenden, was du wahrscheinlich sowieso schon tust. Um den Unterschied zu erleben, kochst du dir einige Möhren und schwenkst die Hälfte davon in Butter nach. Probiere erst die Karotten ohne Fett, dann diejenigen mit Fett. Du wirst erstaunt sein! Hast du schon mal irgendwo einen weniger leckeren Salat gegessen? Das lag mit Sicherheit am Dressing. Marinierst du Gemüse, achte darauf, dass sich das Fett mit dem Essig wirklich verbindet. Senf wird dir dabei helfen. Er bindet kurzfristig Wasser und Öl und verleiht deiner Salatsauce zusätzlich eine feinwürzige Note. So wird deine Zunge mit all den Aromen, welche du deinem Dressing mitgegeben hast, lange umschmeichelt, und das Geschmacksfeuerwerk kann beginnen. Feuer frei!

Die zweite Möglichkeit für langanhaltende Gaumenfreude ist, Flüssiges mit Stärke zu binden. Du hast vielleicht schon mal eine zu dünne Sauce oder Suppe gegessen. Das lässt sich gut

mit einem Getränk wie Fruchtsaft, Cola oder Tee vergleichen. Der Geschmack kommt und geht danach sehr schnell wieder. Binde deine Kreationen leicht ab, indem du etwas Speisestärke mit ein wenig kaltem Wasser anrührst. Das Ergebnis sollte flüssigem Klebstoff ähneln und glattgerührt, also frei von Klümpchen sein. Diesen kalten Kleister rührst du dann in die heiße Flüssigkeit ein und lässt das Ganze nochmals circa eine Minute lang kochen, damit sich der Stärkegeschmack verflüchtigt und deine Geschmacksparty ein voller und langandauernder Erfolg wird.

Und nun zu einem meiner Geheimtipps: Nachdem du Gemüse mit oder ohne Fleisch, Fisch oder Weiterem in der Pfanne mit etwas Fett angebraten hast, bestäubst du das Ganze mit ein wenig Mehl. Du verwendest, wie bereits gelernt, „dienliches" Mehl wie etwa das aus Kichererbsen, Dinkelvollkorn, Hafer oder Kokosnuss und so weiter. Wie der Name „Mehlschwitze" bereits verrät, schwitzt du es kurz mit an. Als Nächstes löschst du das Essen mit ein wenig Essig ab und gießt mit deiner gewünschten Flüssigkeit auf. Das könnte zum Beispiel Wasser, Gemüsebrühe oder Kokosmilch sein. Zuletzt so lange kochen, bis der von dir angestrebte Garpunkt erreicht ist, abschmecken und genießen.

Zwei der ganz großen „Küchenhelfer" sind Gemüse- und Fleischbrühe. Mit einer der beiden Zutaten hauchst du dem einen oder anderen Gericht erst so richtig Leben ein. Du kannst sie übrigens selbst herstellen, anschließend abfüllen und für circa eine Woche im Kühlschrank lagern oder – superpraktisch – portionsweise einfrieren. In Gläsern eingekocht, halten sie sogar mehrere Monate ohne Kühlung. Oder du bist smart und kaufst sie dir in Pulverform. In diesem Fall empfehle ich dir, besonders auf die Zutatenliste zu schauen, denn viele Produkte dieser Art enthalten leider böse Fette und unnötigen Zucker oder gar Zusatzstoffe. Die richtig guten und hochwertigen Pülverchen im Handel, meist in Bio-Qualität, sind etwas hochpreisiger, jedoch lohnt sich diese Investition. Darüber hinaus sind sie sehr ergiebig, da du zum Verfeinern deiner Gerichte lediglich Kleinstmengen benötigst.

Besitzt du eine feine Reibe? Falls nicht, besorge dir am besten eine, denn ein wenig geriebener Hartkäse pimpt dein Essen exorbitant auf. Okay, du kannst natürlich bereits geriebenen Käse kaufen, dieser hält allerdings nicht so lange. Du fährst definitiv besser, ebenfalls preislich, wenn du den Käse selbst reibst. Und das Besondere an einer Feinreibe ist, dass du unterm Strich weniger Käse benötigst, was wiederum gut für deinen Körper und für dein Portemonnaie ist.

Ein weiterer Gamechanger in deinen kulinarischen Kreationen ist der „*crunch*“. Wir lieben es, wenn Essen knuspert. Beste Beispiele hierfür sind panierte Schnitzel, Pommes frites, Chips und Erdnüsse. Bau hin und wieder etwas Knuspern in deine Gerichte mit ein, beispielsweise in Form gerösteter Nüsse und Kerne oder zuckerfreien Granolas.

Die Beigabe von ein wenig Nussmus gibt deinen Gerichten Charakter und Seele ebenso wie eine sämige Geschmeidigkeit. Besonders gut eignen sich hierzu Cashew- und Mandelmus oder Erdnussbutter. Letzteres gibt es ebenfalls in der „*crunchy*“ Version zu kaufen. Achte beim Kauf auf 100 % Nuss. Viele Produkte auf dem Markt werden mit minderwertigem Öl und Zucker gestreckt und sind daher weniger geschmacksintensiv.

Kombiniere überdies gerne mal Heißes mit Kaltem. Gegensätze ziehen sich bekanntlich an und sind besonders reizvoll. Du hast bestimmt schon mal Salat mit gebratenen Putenbruststreifen oder Chili con Carne und Dal Makhani mit erfrischendem Joghurtdip gegessen, oder? Der Clou liegt hierin: Je mehr unterschiedliche Geschmacksrichtungen, Temperaturen und Konsistenzen in deinem

Mundraum zusammentreffen, desto mehr Reize und Emotionen erzeugst du damit. Wir nennen das die „Geschmacksexplosion“. Daher mein absoluter Lieblingstipp für dich: Führe die diversen Zutaten erst im Mund zusammen. Ein gutes Beispiel dafür, mal aus der süßen Ecke: Nimm dir 200 Gramm Beerenmischung aus dem Tiefkühlfach, koche sie einmal kurz auf und gib sie über einen Magerquark (250-Gramm-Packung), bestreue alles mit etwas Zimt und garniere es mit knusprigem Granola, und es wird „peng“ machen, das Feuerwerk beginnt! Anfangs benötigst du eventuell noch einen Schuss Ahornsirup. In der Gesamtheit betrachtet handelt es sich hierbei nicht nur um eine Geschmacksexplosion, sondern auch um eine gesunde und hochwertige Süßspeise mit vielen Proteinen und Vitalstoffen. Sie ist übrigens ebenso wunderbar für Kinder geeignet, sie werden sie lieben!

Sorge ferner für Abwechslung: Isst du jeden Tag Erbsen-Möhren-Gemüse, hängt es dir irgendwann zum Halse raus. Dieses von der Wissenschaft mit „psychischer Sättigung“ betitelte Phänomen schützt dich davor, nicht in einen Nährstoffmangel zu geraten. Wie mit allem im Leben verlierst du irgendwann die Lust auf etwas, das sich ständig wiederholt. Es schmeckt dir einfach nicht mehr. Wir haben in Deutschland das Glück, uns das gesamte Jahr über an einer reichhaltigen Vielfalt im Handel erfreuen zu dürfen. Nutze dies, koche und genieße so bunt wie möglich, probiere dir bisher unbekannte Dinge aus und gestalte deine Speisekarte mit jeder Menge Abwechslung. So kommst du in die Fülle und steigerst deine Lebensqualität und die deiner Familie.

Aufgewärmt schmeckt besser! Kennst du diesen Spruch? Bei manchen Gerichten ist das wirklich so. Gulasch, Geschnetzeltes, Currys, Chili con Carne, Bolognese oder Linsen und viele mehr munden uns am nächsten Tag oft besser. Das liegt daran, dass die eingesetzten Aromen mehr Zeit haben, sich zu verteilen und durchzuziehen. Beim Fleisch wird das Kollagen während des Garvorgangs flüssig, löst sich heraus und verbreitet sich, beim Erkalten wird es dann zu einem festen Gelee und verleiht deinem Gericht eine seidige Textur, welche deine Zunge länger benetzt. Dies gelingt vor allem bei „nassen“ Speisen, also immer dann, wenn ordentlich Flüssigkeit im Spiel ist. Nutze dieses Wissen in deiner Küche: Koche gleich für zwei Tage oder bereite dein

Essen am Vortag vor, um am Folgetag Zeit zu sparen. Wenn du eine Tiefkühlmöglichkeit hast, kannst du dir portionsweise etwas einfrieren und hast zu jeder Zeit etwas „Gutes“ griffbereit, sobald es mal schnell gehen muss.

Verleihe deinen Zutaten das besondere Etwas, indem du sie marinierst. Das kennst du bereits vom Barbecue. Du kannst bestimmte Lebensmittel entweder trocken, also mit verschiedenen Gewürzen und Mischungen, oder nass, das heißt mit zusätzlicher Flüssigkeit wie Wasser, Fruchtsäften, Essig, Alkohol oder Öl, einlegen. Dies machst du in der Regel vor dem Garprozess und gibst dem Ganzen, je nach Lebensmittel, eine bestimmte Zeit fürs Durchziehen. Bei zerkleinertem Gemüse, in Streifen geschnittenem oder dünnen Scheiben von Fleisch, Fischfilets und Meeresfrüchten sowie Käse genügen bereits wenige Minuten. Ein ganzer Braten am Stück hingegen darf 24 Stunden bis 14 Tage eingelegt werden. Eine meiner Lieblingsvarianten ist das Marinieren von gebratenem Gemüse. Dazu wählst du zum Beispiel Zucchini, Aubergine, Paprika, Champignons und rote Zwiebeln und schneidest sie nach dem Putzen und Waschen in circa ein Zentimeter dicke Scheiben.

Diese brätst du sortenrein, also nach und nach in Olivenöl kurz von beiden Seiten an, löschst sie je mit einem Spritzer weißem Balsamicoessig ab, nimmst das Gemüse aus der Pfanne und legst es auf einen großen Teller oder eine Platte. Dort würzt du es mit grobem Meersalz und frisch gemahlenem schwarzen Pfeffer und, falls du möchtest, noch gehackten Chilis. Am Ende der Prozedur gibst du etwas Olivenöl bei geringer Hitze in deine Pfanne und röstest darin einige Zehen Knoblauch. Sobald dieser etwas Farbe erlangt hat, legst du für zehn Sekunden ein paar Zweige Rosmarin und Thymian hinein und gießt das Öl zum Abschluss über dein gebratenes Gemüse – fertig! Diese köstlichen „Antipasti“, wie die Italiener dazu sagen, servierst du am besten bei Raumtemperatur. Sie schmecken wunderbar zu allen Fleisch-, Fisch- sowie vegetarischen und veganen Gerichten und sind das Highlight auf jedem Grillbuffet. Das Ganze funktioniert ebenfalls wundervoll mit Gemüsesorten

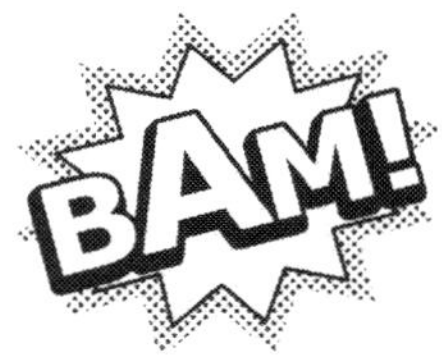

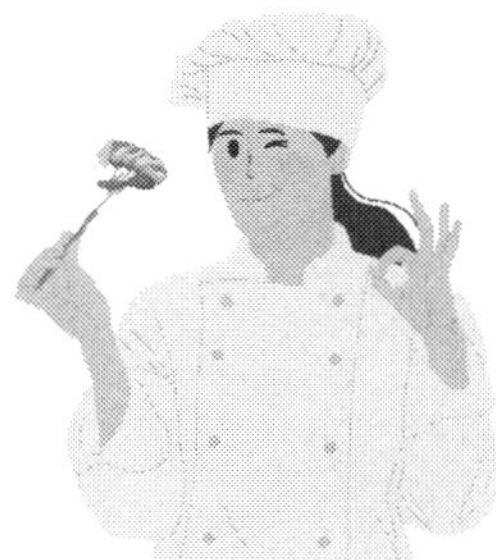

wie Karotten, Spargel, Tomaten und Pilzen oder mit Käse, Fleisch, Fisch und Meeresfrüchten.

Ein unvergleichliches Geschmacks- und vor allem Dufterlebnis ermöglichst du dir und deinen Gästen, indem du deine Gerichte „parfümierst". Dies erreichst du mit sehr edlen alkoholhaltigen Getränken wie Portwein, Himbeergeist, Quittenlikör und Cognac oder ebenfalls mit alkoholfreien Essenzen aus diversen Früchten oder leckeren Ölen wie Trüffel, Vanille und Co. Von diesen gibst du abschließend, das heißt kurz vor dem oder während des Servierens, einige Tropfen über deine Kreationen. Die Aerosole verteilen sich im gesamten Raum und sorgen somit für einen betörenden Duft. Viel Spaß!

Und zu guter Letzt möchte ich dir für deine kulinarischen Reisen noch etwas Entscheidendes ins Handgepäck mitgeben: Halte dich nicht ständig zu akribisch an Rezepte. Benutze sie lediglich als grobe Wegweiser: „Die Landkarte ist nicht die Landschaft." Etwas künstlerische Freiheit fördert deine Kreativität und Fantasie, du entwickelst auf diese Weise deinen Geschmackssinn und deinen Ideenreichtum. Außerdem wird dein Abenteuer so wesentlich entspannter, da viele Rezepte unnötig kompliziert daherkommen und teilweise Zutaten verwenden, die nur schwer zu bekommen sind oder in unpraktischen Gebinden, sodass oftmals irgendwelche nervigen Reste übrig bleiben. Die Simplizität gewinnt und setzt sich auf Dauer durch! Nutze zu Beginn gerne Rezepturen als Orientierung. Im Laufe der Zeit wirst du dann immer sicherer in dem, was du tust, tauschst auch mal einige Zutaten aus, bringst neue hinein, kombinierst und experimentierst, sammelst Erfahrungen, aus denen du lernst, und entwickelst deine Fähigkeiten weiter. Gute Reise!

Teil 5: Erlesene Essenzen aus diesem Buch

In der Kürze liegt die Würze

- Leg den Schalter jetzt um und switche von einer minderwertigen Lebensqualität zu einem Leben in Fülle, mit maximaler Freiheit, Wohlbefinden, Wunschgewicht, Traumfigur, Attraktivität, Lebensfreude und Energie. So wirst du zur besten Version deiner selbst!
- Du nimmst völlig automatisch, nahezu mühelos ab und hältst dein Wunschgewicht dauerhaft, weil es sich nicht um eine kurzfristige Diät handelt, sondern um eine neue beständige Lebensweise.

- Du erreichst dein angestrebtes Ziel garantiert, da du dich weder an einen langweiligen Ernährungsplan halten musst noch dir mit der nervigen Kalorienzählerei deinen Alltag unnötig schwermachst.
- Es kommt nicht darauf an, wie viele Kalorien du dir zuführst, sondern welche. Dasselbe gilt für die Makronährstoffe. Solange du überwiegend auf der dienlichen Seite der Switch-Tabelle bleibst, wirst du automatisch weniger Kohlehydrate und mehr Eiweiß zu dir nehmen, was dich auf Dauer schlank, fit und vital halten wird. Dein Körper gewinnt an Struktur und Stärke, du wirkst Krankheiten entgegen und verlangsamst natürliche Alterungsprozesse.
- Ganz nach dem Sprichwort „Alle Wege führen nach Rom“ wirst du dein Ziel, mit welcher Kostform auch immer, hundertprozentig erreichen. Es spielt wirklich keine Rolle, ob du überzeugter Veganer oder Fleischliebhaber, Vegetarier oder Flexitarier bist oder womöglich noch speziellere Ernährungsformen wie Paleo, Keto oder eine andere bevorzugst. Du wirst definitiv in Rom ankommen, solange

dein Weg über die dafür „dienlichen“ Zutaten führt.

- Aber genauso gehören jene Dinge zu deinem Leben, die dir Freude bereiten, obwohl sie auf der „nicht dienlichen“ Seite stehen. Verzichte auf nichts. Wenn du gerne Schokolade, Kuchen, Chips und Gummibärchen isst, gerne mal ein Bier trinkst oder es mal so richtig krachen lassen möchtest, dann gehören diese Dinge genauso wie alles andere zu deinem Leben dazu. Mit diesen Nahrungsmitteln solltest du jedoch eher sparsam umgehen, nutze hierfür deinen Belohnungskalender. Und falls du eben doch einmal sündigst und dir eine Pizza reinziehst oder zur Pralinenschachtel greifst, iss vorher einen Salat, eine Möhre oder ein paar Nüsse.
- Mit regelmäßigen Mahlzeiten begünstigst du den Abnehmprozess immens. Des Weiteren schaffst du dir mit einer gewissen Struktur in deinem Alltag mehr Effizienz und Freiräume.
- Gönn deinem Körper auch mal eine Pause. Zwing ihn nicht ständig zur Verdauungsarbeit. Ein Milchkaffee zwischendurch genügt schon, um den kompletten Verdauungsapparat wieder

anlaufen zu lassen. Wenn du nie zur Ruhe kommst, sorgen Stress und Stresshormone für das genaue Gegenteil deines angestrebten Ziels. Halte die wertvollen Ruhepausen zwischen den Mahlzeiten ein, so bleibst du den kompletten Tag über auf einem hohen Energielevel.

- Du bist, was du isst! Koche so oft wie möglich selbst. Nur, wenn du dein Essen eigenhändig zubereitest, weißt du zu 100 %, was drinsteckt, und kannst es frei nach deinem Gusto gestalten.
- Du bist, wie du isst! Nimm dir Zeit und genieße dein Essen stets bewusst, mit allen fünf Sinnen. Auf diese Weise verdaust du besser und wirst nicht ständig von qualvollen Heißhungersignalen verfolgt.
- Bringe so viel Geschmack wie möglich in deine Kreationen. Damit entfachst du eine völlig neue Leidenschaft. Nur dann, wenn dir das, was du tust und isst, wahre Freude und Genuss bereitet, wirst du es auf Dauer fortführen.
- Sorge für die größtmögliche Vielfalt. So entfliehst du jedwedem Mangel und lähmender Langeweile. Stattdessen lebst du in ständiger

Fülle und versorgst dich mit allem, was du brauchst.

- Mit regelmäßiger Bewegung baust du stetig deine Muskulatur auf, was wiederum deinen Grundumsatz steigen lässt und dazu führt, dass du mehr Leckeres genießen kannst, ohne dabei zuzunehmen.
- Aktiviere deinen Körper. Das beschleunigt das Abnehmen, du wirst kräftiger und ausdauernder, förderst deine Konzentrationsfähigkeit, unterstützt dein Immunsystem, sorgst für straffe Haut, machst dich attraktiver, baust Stress ab, hältst dich jung und begünstigst die Ausschüttung von Glückshormonen. Finde Sportmöglichkeiten, die dir Spaß machen, dann bleibst du langfristig dabei.
- Finde Gleichgesinnte, die in etwa dieselben Ziele anstreben, einen ähnlichen Geschmack teilen und für gemeinsamen Sport zu haben sind. In der Gruppe ist vieles leichter, du bist motivierter, und geteilte Freude ist doppelte Freude.
- Genauso wie Aktivität gehören Ruhe und Entspannung zu deiner Work-Life-Balance dazu. Falls du Sportler bist, weißt du, dass

eine Trainingseinheit ohne anschließende Regenerationsphase ein Schuss in den Ofen war. Ausschließlich während der Ruhezeit werden deine Muskeln wachsen.

- Dasselbe gilt für deinen Organismus. Nach der Anspannung (Sympathikus) braucht dein Körper Entspannung (Parasympathikus), um sich zu entgiften und sich zu erneuern, um zu wachsen und sich wieder mit Energie aufzuladen.
- Schlaf ist einer der meistunterschätzten Mitspieler, wenn es ums Abnehmen und um die Lebensqualität geht. Wer nicht gut schläft, kann auch keine guten Entscheidungen treffen und somit in der darauffolgenden Nacht wieder nicht dienlich schlafen – ein Teufelskreis! Sorge dafür, dass du, sobald du dich ins Bett legst, mit deinem Tag im Reinen bist und deine Loops geschlossen hast. Das Entscheidende ist nicht die Quantität, also wie lange du schläfst, sondern die Qualität, das heißt wie tief du wirklich zur Ruhe kommst. Vermeide Lärm und Ablenkung durchs Handy und andere Dinge und sorge für frische Luft und absolute Dunkelheit. Am besten schlafen wir

übrigens bei circa 19 Grad Raumtemperatur.

- Du bist die Summe der fünf Menschen, mit denen du dich am meisten umgibst. Achte bewusst darauf, dass du Gleichgesinnte und jene Menschen um dich scharst, die bereits dort angekommen sind, wo du hinmöchtest. Sie begleiten dich auf deinem Weg, zeigen dir die eine oder andere Abkürzung und wissen genau, wo es langgeht.
- So, wie du mit einem abgeschlossenen Tag im Reinen sein solltest, handhabst du das ebenso mit deinen Beziehungen. Bist du schon mal im Streit mit jemandem auseinandergegangen oder gar ins Bett? Wie hat sich das angefühlt? Kläre deine Angelegenheiten. Schleppe keinen unnötigen Ballast mit dir herum, denn der kann schwerer sein als dein eigenes Körpergewicht. Das sind Steine, die den Weg zu deinen Zielen holprig oder sogar unpassierbar machen können.
- Erst mit ausreichend zugeführter Flüssigkeit, am besten in Form von stillem Wasser, werden alle Prozesse in deinem Körper im wahrsten Sinne des Wortes „fließend“. Erinnere dich stets daran, zwischendurch regelmäßig etwas

zu trinken. Achte darauf, dass die Durststrecke nicht zu lang wird. Sobald du das Alarmsignal „Durst“ verspürst, ist es bereits zu spät. Erinnere dich an die Formel aus dem vierten Teil des Buches, berechne in Sekundenschnelle deinen Flüssigkeitsbedarf und sorge für einen ausgewogenen Flüssigkeitshaushalt, denn erst dann bist du tatsächlich in der Lage, Fett zu verbrennen und schließlich auf gesundem Wege dein Körpergewicht zu reduzieren.

- Abnehmen findet hauptsächlich im Kopf statt. Schenke daher auch deinem Mindset stets hohe Aufmerksamkeit. Diese Stichworte können dabei sehr hilfreich für dich sein: gesunder Optimismus, Bereitschaft für Neues, Offenheit, Sprechen über Gefühle und Emotionen, Annehmen von Ratschlägen und der Hilfe anderer, Empathie, Reflexion, Dankbarkeitsübungen, Meditation, Einhalten regelmäßiger Pausen, Nichtstun, Schließen offener Loops etc.
- Du wirst nicht glücklich sein, sobald du deine Wunschfigur erreicht hast, sondern du wirst deine Wunschfigur erreichen, wenn du glücklich bist.

- Sei nicht so streng mit dir selbst. Gehe es langsam an, *step by step*. Nutze das Prinzip der kleinen Schritte. Feiere dich für jedes erreichte Zwischenziel, so behältst du dauerhaft deine Motivation bei. Lass dich nicht von negativen Erlebnissen oder Tagen herunterziehen, schenke den positiven Dingen mehr Aufmerksamkeit. Das Negative wird dich dennoch immer begleiten, finde dich damit ab. Es geht auch nicht stetig vorwärts, Rückschläge gehören genauso dazu. Setze deine Erwartungen nicht zu hoch, denn das führt meist zu Enttäuschung. Du musst nicht die 100 % erreichen, 80 % sind völlig in Ordnung.
- Um dir das Leben und vor allem deine Transformation so leicht wie möglich zu gestalten, schaffst du dir Routinen. Eine neue Sache, die du täglich tust, wird sich nach circa 21 Tagen in deinem Gehirn als Gewohnheit einquartieren und nach spätestens 90 Tagen zur festen Routine werden und sich verankern.
- Ich habe dir nun die Tür gezeigt, hindurchgehen kannst nur du selbst. Dieses Werk wird dir stets ein wertvoller Begleiter auf deinem Weg sein.

An dieser Stelle bedanke ich mich nochmals recht herzlich für deine Aufmerksamkeit und wünsche dir eine fantastische und erfolgreiche Reise!

Rezepte und Inspirationen

Hier findest du 44 Rezepte aus meinem Alltag. Lass dich inspirieren, schreib mir dein Feedback und teil gerne deine Erfahrungen sowie Anregungen mit mir. Ich freue mich riesig darauf!

Und so funktionierts: Einfach den QR-Code mit deiner Handy-Kamera scannen und herunterladen.

SCAN MICH

SWITCH!

Deine persönliche Switch-Tabelle

Nun ist es so weit, wir sind am Ende deines Reisebegleiters angekommen. An dieser Stelle möchte ich dir abschließend noch etwas zum Denken mitgeben: Die Landkarte ist nicht die Landschaft, oder, anders gesagt, die Speisekarte ist nicht das Essen. Es kommt immer darauf an, was du daraus machst. Das war alles, was ich dir für deinen Weg mitgeben kann. Ich wünsche dir für deine weiteren „kleinen" Schritte viel Freude und Durchhaltevermögen. Dieses Werk basiert auf eigenen Erfahrungen, fundierten Studien und verlässlichen Quellen, dient jedoch nicht zur Selbstdiagnose und ersetzt ebenso wenig einen Besuch beim Arzt. Halte dich stets an die dienliche Seite der Switch-Tabelle, und der Erfolg kommt quasi von allein. Hab Geduld, selbst wenn es mal nicht so läuft wie gewünscht, und vertraue in dich und deine neue Lebensweise, die Switch-Philosophie. DANKE!

nicht dienlich		dienlich
Weißbrot und Weißmehlprodukte	SWITCH	Vollkornbrot und Vollkornmehlprodukte
helles Brot, helle Brötchen, heller Toast	SWITCH	selbstgemachtes Brot aus der Pfanne oder aus dem Ofen
Weizenmehl	SWITCH	Dinkelvollkornmehl, Kichererbsenmehl, Hafermehl, Kokosmehl, Mandelmehl, Leinmehl, Sojamehl, Kastanienmehl etc.
Nudeln aus Hartweizengrieß, Mais oder Reis	SWITCH	Dinkelvollkornnudeln und Nudeln aus Kichererbsen, Linsen oder Bohnen
Haushaltszucker (Rohr/Rübe), Honig	SWITCH	Agavendicksaft, Ahornsirup
Zucker zum Kochen und Backen	SWITCH	reife Früchte, Trockenobst

gesüßte Getränke	SWITCH	Mineralwasser, Leitungswasser
Limonaden wie Cola, Orangen- oder Zitronenlimonade etc.	SWITCH	selbstgemachte Limonaden (ohne Zucker)
Energydrinks	SWITCH	grüner, weißer oder schwarzer Tee, Aufguss mit Ingwer, Kurkuma oder Chili
Eistees	SWITCH	Aufguss mit tiefgekühlten Früchten, frischer Minze oder Teemischungen
Fruchtsäfte, Nektare	SWITCH	Fruchtsaftschorlen
Alkopops, Cocktails, Longdrinks	SWITCH	Bier, Wein
Starkbier, Biermixgetränke	SWITCH	Pils, saurer Radler, alkoholfreies Bier oder Hefeweizen
hochprozentige oder liebliche Weine, Likör	SWITCH	trockene Weine mit Prädikat, alkoholfreier Wein

Konfitüre, Marmelade, Honig	SWITCH	Fruchtaufstriche mit 70 % Fruchtanteil oder mehr, selbstgemachte Marmelade (Verhältnis Zucker zu Frucht 1:3)
Nuss-Nougat-Creme	SWITCH	reines Nussmus aus 100 % Nüssen, zum Beispiel Haselnuss, Mandel, Cashew, Erdnuss etc.
Butter	SWITCH	Halbfett-Margarine oder Frischkäse
Streichwurst	SWITCH	herzhafte vegane Aufstriche
Streichkäse, Schmelzkäse	SWITCH	angemachter Quark oder körniger Frischkäse (Hüttenkäse)
Butter, Butterschmalz	SWITCH	Bratöl aus Oliven oder Raps, Kokosöl
Sonnenblumenöl	SWITCH	Rapsöl, Olivenöl, Leinöl, Hanföl, Walnussöl

versteckte Fette/ Transfette in Convenience-Produkten beziehungsweise stark verarbeiteten Lebensmitteln	SWITCH	selbst kochen und genießen, sparsamer Umgang mit Fetten und Ölen
Kuhmilch	SWITCH	Ziegen- oder Schafsmilch oder pflanzliche Alternativen aus Soja, Hafer, Mandel, Haselnuss, Kokos etc.
Fruchtjoghurt und ähnliche Produkte, Sahnedesserts, Pudding	SWITCH	Naturjoghurt mit frischen oder tiefgefrorenen Früchten
Quark mit 20 oder 40 % Fett	SWITCH	Quark Magerstufe, unter 10 % Fett
Käse aus Kuhmilch	SWITCH	Käse aus Ziegen- oder Schafsmilch, veganer Käse
fettes Fleisch mit einem Fettgehalt von über 20 %	SWITCH	mageres Fleisch mit einem Fettgehalt von weniger als 20 %
Fleisch- und Wurstwaren aus den Haltungsformen 1 oder 2	SWITCH	Fleisch- und Wurstwaren aus den Haltungsformen 3 oder 4

Wurst wie Aufschnitt, Hausmacher in Dosen oder Darm, Salami und weitere Dauerwurstwaren	SWITCH	Schinken in allen Varianten, gegarte Puten- oder Hähnchenbrust, Aufschnitt aus kaltem Braten
Fischstäbchen	SWITCH	Fische im Ganzen oder als Filet naturbelassen, unverarbeitet
Thunfisch, Schwertfisch, Hai	SWITCH	Lachs, Makrele, Hering, Dorade, Kabeljau, Forelle
Fischkonserven in Sonnenblumenöl	SWITCH	Fischkonserven in Olivenöl oder Aufguss
mit Milch zubereitetes Porridge	SWITCH	mit Wasser zubereitetes Porridge
Smoothie	SWITCH	frisches Obst und Gemüse
Milch und Produkte aus Kuhmilch	SWITCH	Milch und Produkte aus Ziegen- oder Schafsmilch und pflanzlichen Alternativen wie Soja, Hafer, Mandel, Kokos etc.

helles Brot und helle Brötchen	SWITCH	Vollkornbrot und Vollkornbrötchen
Butter	SWITCH	Frischkäse, Halbfett-Margarine
Nuss-Nougat-Creme	SWITCH	Nussmus mit 100 % Nussanteil, zum Beispiel Haselnuss, Mandel, Cashew oder Erdnuss
Konfitüre, Marmelade, Honig	SWITCH	Fruchtaufstriche mit einem Fruchtanteil von mindestens 70 %
Wurst mit einem Fettgehalt von über 20 %	SWITCH	Schinken, Hähnchen-/Putenbrust- oder Aufschnitt aus kaltem Braten
Käse mit einem Fettgehalt von über 40 %	SWITCH	Käse, Fettgehalt maximal 40 %, besser weniger
belegte Brote oder Brötchen	SWITCH	Eierspeisen, zum Beispiel Rührei oder Omelett mit Gemüse, gekochte Eier, Gemüsesticks mit Hummus

süße Stückchen, Kuchen und Co.	SWITCH	wenig gesüßtes Pfannenbrot, Pancakes, Pfannkuchen mit Mehl aus Hülsenfrüchten oder Vollkorngetreide
Fruchtjoghurts oder Ähnliches	SWITCH	Naturjoghurt, Quark Magerstufe oder Skyr, auch pflanzliche Alternativen, mit frischen Früchten
Schokoriegel, Gummibärchen etc.	SWITCH	Studentenfutter, unbehandelte Nüsse, Kerne-Mix
Smoothie	SWITCH	frisches Obst oder Gemüse
Kekse, Schokoriegel, Müsliriegel, Süßkram	SWITCH	selbstgemachtes und wenig gesüßtes Gebäck wie Cracker, Energie- und Eiweißriegel etc.
Nudeln, Reis	SWITCH	Jede Art von Gemüse, Kichererbsen, Linsen, Bohnen, Erbsen, Kartoffeln, Süßkartoffeln, Maniok, Mais
Nudeln aus Hartweizengrieß	SWITCH	Nudeln aus Kichererbsen, Linsen, Bohnen oder Dinkelvollkorn

weißer Reis	SWITCH	Naturreis, Vollkornreis
Pommes Frites, Bratkartoffeln	SWITCH	Gekochte Kartoffeln, Im Ofen gebackene Kartoffeln
Couscous	SWITCH	Bulgur, Quinoa, Hirse, Amarant
Schnitzel, Chicken-Nuggets und weiteres paniertes Fleisch	SWITCH	Steaks natur
Fleischgerichte	SWITCH	Gerichte mit Soja-Granulat, Soja-Geschnetzeltem, Tofu, Jackfrucht, veganem Hack
Saucen	SWITCH	saftige Beilagen, viel Gemüse
Backfisch, Fischstäbchen	SWITCH	ganze Fische oder Fischfilets natur
Pizza	SWITCH	Salatteller mit etwas Pizzabrot als Beilage, Teig aus Kichererbsen- oder Dinkelvollkornmehl

Burger	SWITCH	Burger im Vollkorn-Bun, ohne Bun, fettarmer Patty oder veganer Patty
Schokoriegel, zum Beispiel Snickers, Milchschnitte und Co.	SWITCH	Schokolade mit einem Kakaoanteil von mindestens 70 %, besser 85 %
Süßigkeiten wie Gummibärchen etc.	SWITCH	Studentenfutter, frisches Obst oder Gemüse, unbehandelte Nüsse
Kuchen oder süßes Gebäck	SWITCH	Kekse und Cracker aus Vollkorn und Hülsenfrüchten
Proteinriegel	SWITCH	selbstgemachte Riegel, Quark oder Soja-Skyr mit frischen Früchten, Nüssen und Kernen
Proteinshakes	SWITCH	Kefir oder selbst hergestellte Shakes mit hochwertigem Protein
Abendbrot, Vesper, belegte Brote	SWITCH	Gemüsesticks mit Hummus oder Frischkäse
Pastagerichte mit Nudeln aus Hartweizengrieß	SWITCH	Nudeln aus Hülsenfrüchten und Dinkelvollkorn oder Linsen, Kichererbsen, Bohnen und Erbsen

asiatische Gerichte mit weißem Reis	SWITCH	Vollkornreis, Naturreis, Hirse, Quinoa oder einfach viel Gemüse
Gummibärchen	SWITCH	Trockenfrüchte
Banane, Mango und weitere Südfrüchte	SWITCH	Apfel, Birne und Beeren
Kartoffelchips, frittiert oder gebacken	SWITCH	Chips aus Linsen, Kichererbsen oder Hummus, am besten gebacken, nicht frittiert
Fruchtjoghurt, Pudding, Cremes, Dessertzubereitungen	SWITCH	Quark Magerstufe oder stichfester Naturjoghurt mit frischen Früchten
Schokolade, Schokoriegel und Co.	SWITCH	Schokolade mit einem Kakaoanteil von mindestens 70 %, besser 85 %
	SWITCH	
	SWITCH	

	SWITCH	
	SWITCH	
	SWITCH	
	SWITCH	
	SWITCH	
	SWITCH	
	SWITCH	
	SWITCH	

	SWITCH	
	SWITCH	
	SWITCH	
	SWITCH	

Danksagung

Für dieses Buch brauchte ich mehr als 30 Jahre. Mein erster Dank geht daher an meine liebe Oma Hermine, welche mir bereits im Kindergartenalter das Kochen und Backen beibrachte und somit die Weichen stellte für meinen beruflichen wie auch privaten Werdegang zum leidenschaftlichen Koch und Feinschmecker. Dazu gehört auch ein großes Dankeschön und einen Riesenrespekt an meinen lieben Opa

Eginhard, der immer alles essen musste, was ich so „zusammenrührte", das war rückblickend sicherlich nicht immer eine Freude gewesen. Nach meiner Berufsausbildung sammelte ich zwei Jahrzehnte lang meine Erfahrungen mit dem Verarbeiten von Lebensmitteln und lernte eines Tages meine Seelenverwandte und heutige Frau Kathrin mit ihren ganzen Unverträglichkeiten und „Essstörungen" kennen. Schließlich war sie es, die den Impuls setzte, mich in Sachen „gesunde Ernährung" weiterzubilden. Für diese Initialzündung herzlichsten Dank und tausend Küsse, mein Schatz. An dieser Stelle kommt dann schon mein bereits in der Einleitung erwähnter Mentor und Ausbilder zum zertifizierten Ernährungscoach und Ernährungstherapeuten ins Spiel: Ein Riesendank geht an René Götze und „Masterfitness Germany – die Akademie für Fitness und Gesundheit". Noch vor dem Ablegen meiner Prüfungen kamen bereits die ersten Personen auf mich zu und baten mich um Hilfe. Meine neue Leidenschaft als Coach war geboren, und es begann für mich ein völlig neuer Lebensabschnitt. Mit Freude und Begeisterung nahm ich mich der Schicksale und Herausforderungen meiner Coachees gerne an, durfte sie bis zum Erreichen ihrer Ziele ganz nah, Seite an

Seite, begleiten und auch von ihnen eine Menge lernen. Ihre Erfolgsgeschichten sind die Grundlage dieses Buches und der Switch-Philosophie. Nicht ich bin der Held, sondern sie sind die Helden ihrer Geschichten. Ich bin lediglich derjenige, der die Ehre hatte, jene wertvollen Erfahrungen zu bündeln, in viele aneinandergereihte Worte zu fassen und mit der Unterstützung von meinen Coaches Nicolas Feldmann und Cedric Mattig von „NiCe Publishing“ zu diesem Lebenswerk zu formen, welches du gerade in deinen Händen hältst. An euch und eure Geduld mit mir ein dickes, fettes Lob, euch gebührt ebenfalls mein Dank. Außerdem möchte ich noch die Freundin erwähnen, die nie lockergelassen und mich immer wieder angestupst hat, endlich mit diesem Projekt zu starten: danke schön, liebe Jessi, Fitnesstrainerin Jessica Luithle alias „Jessbox“. Und keine Geringere war es, die mir sogar den Buchtitel gleich mit auf die Abenteuerreise gab, „Switch“. Und diese drei besonderen Menschen und Freunde möchte ich hier ebenfalls noch dankend erwähnen: Tobias Gröger alias „Tobi4Fitness“ und „Bizzlatic“, den Fitnesstrainer aus der Region Heilbronn, der nicht nur meinen Body geformt hat, sondern auch mein Mindset schärfte und mir immer wieder eine Bühne und Plattform gab, um mich mit meinen Inspirationen und der Switch-Philosophie in der Öffentlichkeit zu präsentieren. Und noch ein großes Danke an Sonja Hinterwaldner, auf die sich meine Familie und ich immer verlassen konnten und die sogar ihren Urlaub bei uns „auf der Baustelle“ verbrachte und unter anderem unsere Fenster strich, damit ich weiter an diesem Buch schreiben konnte. Solche Freunde machen das Leben erst lebenswert, danke! Schlussendlich drückte mir Tobias Beck den Stift in die Hand, indem er in einem seiner „Bewohnerfrei“-Podcasts appellierte: „Wenn du eine Sache im Leben so richtig gut kannst, wo ist dann eigentlich dein Buch?“ Hier ist es. Viel Freude damit!

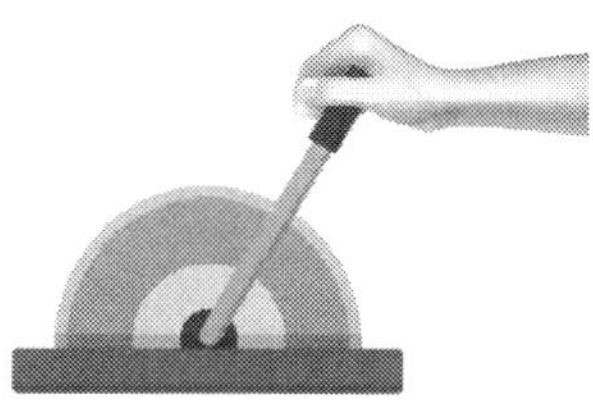

Quellen

<u>Teil 3 Kostbare „Wissenssnacks“</u>

1 Die Lebensmittelampel

Wikipedia (2022): Lebensmittelampel. Online im Internet. https://de.wikipedia.org/wiki/Lebensmittelampel vom 20.06.2022, Abfrage vom 24.01.2023

2 Der Nutri-Score

Bundesministerium für Ernährung und Landwirtschaft (2020): Lebensmittelkennzeichnung. Online im Internet. https://www.bmel.de/DE/themen/ernaehrung/lebensmittel-kennzeichnung/lebensmittel-kennzeichnung_node.html von 2020, Abfrage vom 25.01.2023

3 Fairtrade

Fairtrade (2022): Zahlen und Fakten/Das bewirkt Fairtrade. Online im Internet. https://www.fairtrade-deutschland.de/was-ist-fairtrade/wirkung-von-fairtrade/zahlen-und-fakten vom 01.12.2022, Abfrage vom 27.01.2023

4 Bio-Produkte

Lebensmittelverband Deutschland (2023): Bio-Lebensmittel/Nachhaltigkeit und Umwelt. Online im Internet. https://www.lebensmittelverband.de/de/lebensmittel/nachhaltigkeit-und-umwelt/bio von 2023, Abfrage vom 28.01.2023

5 Haltungsformen

Haltungsform (2022): Die vier Haltungsform-Stufen. Online im Internet. https://www.haltungsform.de/ von 2022, Abfrage vom 30.01.2023

6 Lagerhaltung

Bundeszentrum für Ernährung (2023): Lebensmittel richtig lagern. Online im Internet. https://www.bzfe.de/nachhaltiger-konsum/lagern-kochen-essen-teilen/lebensmittel-richtig-lagern/ von 2023, Abfrage vom 01.02.2023

7 Zubereitungs- und Garmethoden

Zentrum der Gesundheit (2022): Garmethoden – Kochen, dämpfen, dünsten und Co. Online im Internet. https://www.zentrum-der-gesundheit.de/bibliothek/ratgeber/ernaehrungsratgeber/garmethoden vom 12.10.2022, Abfrage vom 02.02.2023

8 Glykämische Last

Verbraucherzentrale (2022): Glykämischer Index (GI) und Glykämische Last (GL). Online im Internet. https://www.verbraucherzentrale.de/wissen/lebensmittel/schlankheitsmittel-und-diaeten/glykaemischer-index-gi-und-glykaemische-last-gl-11176 von 21.08.2020 Abfrage vom 04.02.2023

9 Die Wellenbrecher der Glukoseflut

Inchauspé, Jessie (2022): Der Glukose-Trick: Schluss mit Heißhunger, schlechter Haut und Stimmungstiefs – Wie man der Achterbahn des Blutzuckerspiegels entkommt. 10. Auflage, München: Wilhelm Heyne Verlag.

10 Nahrungsergänzungsmittel

Planet Wissen (2022): Nahrungsergänzungsmittel – Sinnvoll, unnötig oder sogar gefährlich? Online im Internet. https://www.planet-wissen.de/video-nahrungsergaenzungsmittel--sinnvoll-unnoetig-oder-sogar-gefaehrlich-100.html vom 24.10.2022, Abfrage vom 10.02.2023

Teil 4 Das „Umsetzungsbuffet“ ist eröffnet

11 Die Magie der Visualisierung

Studyflix (2023): Spiegelneuronen. Online im Internet. https://studyflix.de/biologie/spiegelneuronen-5525 von 2023, Abfrage vom 17.02.2023

12 Das Lebenselixier

Deutsche Gesellschaft für Ernährung (2023): Vollwertig essen und trinken nach den 10 Regeln der DGE. Online im Internet. https://www.dge.de/ernaehrungspraxis/vollwertige-ernaehrung/10-regeln-der-dge/#:~:text=Wie%20sich%20das%20umsetzen%20l%C3%A4sst%2C%20hat%20die%20Deutsche,Gem%C3%BCse%20und%20Obst%20%E2%80%93%20nimm%20%E2%80%9E5%20am%20Tag%E2%80%9C DGE – DGE von 2023, Abfrage vom 19.02.2023

Printed in Germany
by Amazon Distribution
GmbH, Leipzig

30583239R00173